【最新修訂版】

野一色 蒸熱電療法

平石 師祿 著

土井 瞳 譯

60 分鐘激活細胞自我修復功能

晨星出版

推薦序 1

經科學驗證能造福更多人

雖然現代化的醫學不斷的創新突破，生物科技日新月異，陸續有許多新藥開發時都獲得重大成就，然而卻還是有相當多的疾病讓醫師束手無策，也有許多療效雖好的藥物，卻因副作用太大而犧牲了多數病患的生活品質。因此致力於新療法、新技術的開發，以改善目前疾病治療的瓶頸，是許多醫師、科學家及研究人員共同努力的方向。

在偶然的機會，認識土井　瞳董事長，與我分享她親身使用的自然療法「野一色蒸熱電療法」後，對病痛有顯著改善的體驗。

這是日本風行將近百年，有超過三十萬人實際使用，並且獲得病痛改善的一種民間療法。早在一九一八年，日本野一色義壽父子發現蒸熱電療刺激，能提升人體的自然治癒能力，陸陸續續得到許多使用者親身體驗後的認證，包括多種難治的慢性病痛都得到顯著的改善。由於我本身的專業訓練是實證醫藥學的背景，對許多民間療法的效果都給予高度尊重，但同時也期望能有具體科學的驗證來支持其作用的可信度。

在本書中，土井　瞳董事長難能可貴的收集到在二〇一〇年由日本熊本大學研究所醫藥研究部所做的一項研究結果，顯示同時進行蒸熱療法與電氣療法，可改善糖尿病代謝異常的問題，肌

3

肉及體內組織對胰島素阻抗性也能得到相當好的調控，並同時發現可藉由此蒸熱電療的刺激，誘導體內熱休克蛋白 HSP72 蛋白的表現，抑制細胞內傳遞各種壓力信號的 JNK 活性；二〇一二年，熊本大學研究團隊再次發現此蒸熱電療法可增強細胞對各種損傷的抵抗力；二〇一三年更發現可活化腫瘤抑制蛋白 P53 的功能，對細胞癌化有保護的作用。這些科學實驗的結果，確實讓人對蒸熱電療法深具信心。

土井 瞳董事長是一位相當成功的旅日華人企業家，由於她親自受惠於「野一色蒸熱電療法」的好處，懷著善念與感恩的心，希望能將這一傳統的自然療法，推廣於世。除了將時年一〇五歲野一色療法的傳人平石 師祿先生所著《提升自然自癒力——野一色蒸熱電療法》翻譯成書之外，更系統性的蒐集與治療原理相關的國際醫學期刊，進一步以科學驗證來確定其療效。

我非常感佩土井 瞳董事長的用心，她為了讓大家對這一民間的自然療法更具有信心，將許多日本民間使用的經驗分享並翻譯出版。我很榮幸受邀撰寫此一推薦序，期待在她的努力之下，讓經過療效驗證的「野一色蒸熱電療法」，造福更多深受病痛困擾的民眾。

吳介信 教授

臺北醫學大學副校長

吳介信教授簡介

美國俄亥俄州立大學理學博士

臺北醫學大學　藥學院藥學系藥物科學科教授

臺北醫學大學藥學院院長

美國加州大學聖地牙哥分校醫學工程博士後研究員

臺北醫學大學　副校長

從泡湯到溫熱電擊，糖尿病人有福了

　　浸在溫熱水中，優游自在，全身舒坦，活絡筋骨，真好！ 但只是活絡筋骨嗎？其實，泡湯背後還真有很深的科學意義呢！

　　浸泡溫熱水對身體是一種外來的刺激，身體因而產生應激反應。其實身體對任何刺激都會有應激反應。刺激可能來自內在，也可能是外在，例如運動、飢餓、缺氧、缺水、毒害、發燒、發炎、緊張、冰冷、酷熱、受傷，輻射等。應激反應必須從細胞層次去理解。

　　一九六二年，義大利科學家 F. Ritossa 首先從果蠅身上發現應激反應，果蠅在較高溫環境下，其染色體某一位點有向外膨出之現象，稱為膨化（Puffing）。之後的研究得知是因為高溫誘發果蠅產生應激蛋白（Stress Protein）的緣故。應激蛋白後來被稱為熱休克蛋白（Heat Shock Protein, HSP）。休克就是衝擊之意。一九六〇年代的研究得知，HSP 在細胞內其實無所不在（Ubiquitous），故稱為泛素（Ubiquitin）。名稱上，熱休克反應只是生物對熱刺激的反應之一，且已約定成俗。HSP（熱休克蛋白）存在於所有的生物界，甚至連植物的 HSP 都與人類的 HSP 相當近似。HSP 之命名依分子量大小而定，例如 HSP 70 的 70 即是 70 千道爾頓。有趣的是，有進一步的研究得知 HSP 在細胞內，擔任其他蛋白質的護花使者（Chaperon，分子伴侶），負責

將新合成的蛋白質護送到粒線體與內質網，並將之摺疊，以便外送到細胞膜和細胞外面；或將受到衝擊（應激，Stress）而受損的蛋白質重新摺疊，使之回復正常功能。一些小分子的 HSP 則擔任把即將要銷毀的蛋白質貼上標籤的任務。因此，HSP 在細胞內擔任調節蛋白質的功能。因為對 HSP 有調節蛋白質功能的認識，使得 HSP 的研究爆炸性的展開。進而發現熱休克蛋白與人體健康息息相關，尤其是第二型糖尿病。

糖尿病病人的 HSP 水平下降，是因為血中高糖分使葡萄糖與 HSP 70 結合，這種結合和葡萄糖與血紅素的結合相同，前者稱為醣基化 HSP 70（Glycosylated HSP 70），後者稱為糖化血色素（Glycosylated Hemoglobin A1, HbA1c.），而醣基化會使 HSP 70 功能減弱。

飲食控制與運動是糖尿病病人自我治療很重要的二帖藥。因為運動使身體發熱，是一種熱療。熱處理能提升器官組織中的熱休克蛋白 70、72（HSP 70, HSP 72），緊接著活化身體中調控脂肪和葡萄糖最重要的樞紐 AMPK 分子，於是啟動了大量與葡萄糖代謝有關的訊號傳遞。而最重要的生理效應，是回復胰島素對葡萄糖的敏感性，從而提升骨骼肌、肝臟和脂肪組織吸收葡萄糖的能力，使血糖因此下降。

運動的熱療功效能不能用其他的熱處理來取代呢？可以的，例如熱浸泡、遠紅外線照射、桑拿（Sauna）等。輕微的電刺激（Electrical Stimulation）效應屬於電生理的範疇，而電刺激曾經喚醒臥床的植物人。

近十年來，一群日本學者證明一種結合熱療與溫和電刺激的方法，來極大化組織中的熱休克蛋白 72 的表達，他們對肥胖型的第二型糖尿病小鼠施以 42℃ 溫熱處理，加上十二伏特直流電（每秒五十五個脈衝，持續 0.1 毫秒）的刺激，每週兩次，持續十二～十五週。他們觀察到溫熱電擊處理改進胰島素的分泌，有較低的空腹血糖，較高的熱休克蛋白基因的表達。溫熱電擊處理後，HSP72 水平、胰島素、葡萄糖轉運蛋白上升。因此，溫熱電擊處理除了能改善胰島素訊息和身體結構之外，更維持了胰臟 β 細胞功能的完整性。

這是了不起的研究！一種非侵入性、非藥物性的治療，能提升身體代謝功能，溫熱電擊治療糖尿病的理念，於焉誕生，且確信可以造福千萬第二型糖尿病患者！

李益謙　教授

成功大學醫學院前副院長

▌李益謙教授簡介

美國伊利諾大學　博士
國立成功大學醫學院副院長
國立成功大學醫學院藥理學研究所　教授
美國聯邦政府疾病管制及預防中心（CDC）研究員

深具發展潛能的轉換療法

　　人口老化的浪潮正衝擊著全球許多國家，隨之而來的慢性疾病、慢性炎症、肥胖、糖尿病等代謝症候群與癌症的發生亦相繼增加，嚴重影響人類的健康和生存品質。

　　雖然醫學不斷的進步，但對大部分困擾著我們的慢性疾病所誘發的不適症狀，也只能消極減緩，無法達到積極的療癒與消除。而長期服用多種治療藥物亦可能產生「多重藥物綜合徵象」，其所誘發的不良反應對身體健康有損害。

　　養生與長壽之道，首重規律健康的生活習慣與模式，良好的飲食與持之以恆的運動，才是理想的生活境界。許多年輕人因就學或職場環境的激烈競爭，無法養成好的生活習慣與運動，導致體能狀態欠佳，未老先衰，各種慢性疾病提前纏身，健康老化對他們來說無疑是奢談。

　　蒸熱電療法在日本已風行百年，對許多難纏的急、慢性病徵的排除與根治素有載譽，加惠超過三十萬人，它在過去雖被歸類為民俗療法，但近十年來，日本熊本大學醫學科學研究院應用主流西醫最尖端的科學方法，發表研究論文，證實蒸熱電療法在第二型糖尿病的控制良好，對內臟脂肪堆積的減少，腎臟功能的保護，炎症體質的改善，傷口的癒合和免疫系統功能提升，均有實證醫學數據的支持，特別是蒸熱電療所激發的熱休克蛋白 HSP70

與 HSP72，透過活化單磷酸腺苷激酶（AMPK）分子，啟動調控人體葡萄糖代謝相關的訊息傳遞，消除胰島素阻抗，提升對胰島素有反應的組織如肝臟、肌肉和脂肪吸收葡萄糖的能力，使血糖下降等。

蒸熱電療法在人體內透過熱休克蛋白的誘導可激發出「準模擬運動」（quasi Simulation Exercise）或「分子學運動」（Molecular Exercise）的功能與效用，對無法進行常態性規律運動的族群來說，無疑是一大福音。

在癌症治療領域方面，有超過半數的癌症病人同時患有糖尿病，但許多抗癌藥物配方組合都含有類固醇（Steroid），而類固醇會導致病人血糖值急速上升，使血糖不容易控制，蒸熱電療法在同時有糖尿病及癌症病人的治療上，應能發揮重要的角色。

有超過九十％的癌症病人，都被不同程度的「癌因性疲憊症」所困擾，嚴重影響生活的品質。患者常會感到明顯的疲累、全身虛弱、沉重、缺少活力，精神或注意力很難集中，只要做了費力的事，就會持續感到病懨懨、不舒服等，不分性別或年齡，均會被癌因性疲憊症所困擾。全身疲憊且懶得運動，而愈不動、體力愈差，以至惡性循環。

運動是癌因性疲憊症的非藥處置中，擁有最多研究支持並最具實證成效的治療。臨床研究顯示，癌症病人無論在病程或療程的哪個階段，均可藉由運動來緩解癌因性疲憊並提升健康狀態。而蒸熱電療法對人體可激發出類似正常運動般的「準模擬運動」及「分子學運動」效益，受療者只需安靜的坐著或平躺即可進

行，對癌因性疲憊症的治療與改善，理論上有一定的療效。

　　土井　瞳董事長懷著感恩與回報之心，不辭勞苦，立志把蒸熱電療法推廣於世，祈使更多人受惠，百歲人瑞野一色療法的傳人──平石　師祿先生所著《野一色蒸熱電療法》，其善心、愛心與分享之心，我個人深受感動。

梁永昌　醫師

臺南市立安南醫院放射腫瘤部　顧問主治醫師

> ▌**梁永昌醫師簡介**
>
> 國立臺灣大學醫學院　醫學士
> 美國杜蘭大學　公共衛生碩士
> 美國哈佛大學麻省總醫院臨床研究員
> 臺南市立安南醫院放射腫瘤部主任
> 國立成功大學醫學院附屬醫院放射腫瘤部創部主任
> 奇美醫學中心放射腫瘤部主任
> 臺北醫學大學萬芳醫學中心放射腫瘤科主任

這是一個偉大的發明

近年來國內層出不窮的食安事件，以及人們在一片盲目追求現代化的聲浪中，造成環境嚴重的汙染，例如：空氣汙染、水汙染、食品農藥、化學藥劑汙染，致使我們體內囤積不少有害物質。加上人們一味的追求物質生活，缺乏運動、飲食不當、生活作息失衡等，導致人體免疫力下降。

一百年前，日本野一色義壽父子發明的「野一色蒸熱電療法」，在一九五〇年經過日本厚生省進行為期六個月的臨床試驗，被證實是「無害的」、「對適應病症是有效的」，而且是「出類拔萃」的一種自然療法，其風行日本百年，擁有超過三十萬人實際臨床治療實例，是一種提升人體自癒力的免疫療法，也是當時相當重大的醫學發現。

同時此療法在二〇〇八年至二〇一七年，經日本熊本大學醫學科學研究院所進行的臨床試驗，以及陸續發表在國際醫學期刊的報告，證實此法可以有效的改善糖尿病、減少內臟脂肪面積、提升免疫、改善炎症、保護腎臟及促進傷口癒合。這是全球首創的自然療法，是一個偉大的發明。

葉茂榮　博士

國立成功大學化學系名譽教授

葉茂榮博士簡介

日本國立東京工業大學理學博士
國立成功大學化學系教授
國立成功大學化學系系主任、所長
國立成功大學環境研究中心主任
國立成功大學化學系名譽教授
南榮科技大學校長

現代科技與自然養生的完美結合

　　臺灣的健保制度蜚聲國際，有「世界健保模範生」的美譽，但許多人不珍惜資源，濫用形成醫療浪費。臺灣每人每年平均就醫高達十四次，是歐美一般國家四至六次的兩倍以上，使得健保醫療存在著「三分鐘問診」、「大量檢查」、「大量使用藥物」等各種問題，健保費用屢創新高，也困擾著國家財政。我認為想要解決這種種問題，每個人都應該做好自己的健康管理，事先防範疾病的侵襲，尤其「活化自然治癒力」的觀點，才是追求健康、遠離疾病的不變真理，也是家庭幸福、社會安定的基礎。

　　我與土井　瞳董事長相識十餘年，是無所不談的忘年之交。我曾勤練氣功多年，看到「野一色蒸熱電療法」，將電熱貼片置於丹田與命門，正符合氣功「小周天」的運行原理，便對它產生濃厚的興趣。土井女士因長年在國外，不熟悉國內環境，在推廣此療法的過程中常與我商議，所以我就有了先行試用的機會。覺得「野一色蒸熱電療法」能促進血液和淋巴液的循環，加速排除體內老化廢物，幫助營養吸收，從而增強人體自然自癒能力，比練功更有效率。目前國人愈來愈重視生機飲食，在追求健康飲食之外，如能以這一療法協助進行人體廢物的大掃除，對養生當會有加倍的功效。

　　土井　瞳董事長旅居日本多年，事業有成後，在偶然的機緣

下，得到野一色蒸熱電療法的傳人平石　師祿先生的幫助與託付。重承諾的她，不惜成本投入「野一色蒸熱電療法」的研發與推廣，全心投入到令人難以置信，只為能在百歲恩人的有生之年完成他的心願，希望「野一色蒸熱電療法」能帶給更多人健康，並以此作為她此生最後的一個志業，猶如「健康天使」的化身。所謂「人有善願，天必從之」，讚歎之餘，略抒個人使用心得，並誠摯的向國人推薦。祝福大家都能心懷喜樂，頤養天年。

王恩泉　先生

大裕生技興業有限公司董事長

▋王恩泉先生簡介

王恩泉董事長自民國四十五年從事中西藥批發，民國六十七年以「三隻雨傘標」之商標行銷全台，為家喻戶曉的品牌；民國八十七年捐資成立「英才文教基金會」，力行公益近二十年不輟。

天生地養，相傳永續

在我七歲那年，不幸被獵槍擊中左肩，導致左肩關節粉碎脫落，只剩下表皮，因失血過多，昏迷五天後才醒來，當意識到自己的慘狀後，痛苦至極。作為家裡獨子的我，不能像正常人一樣為家計分擔，感到羞愧，感慨命運乖舛，人生黯淡無光。正當我打算在殘障中度過此生時，真是柳暗花明又一村。昭和十八年（一九四三年），我無意間見證了野一色蒸熱電療法的治療效果，隨後自己也接受了治療，從此與之結下不解之緣。

到現在我依然沒有左肩關節，看上去左臂比正常人短又細，但是左手同樣可以持重，肌力沒有任何不同，甚至更勝於正常人。我四季單衣，冷水洗澡，每天都以健康硬朗的身體去救助更多的病患。當我看到患者透過野一色蒸熱電療法的治療而綻放笑容時，我的身心都會感到愉悅。

笑容大概就是上天賜予人類相互安撫的最好禮物吧！我感受到人生的真正價值，所以我心中一直有一個願望，就是在我有生之年，要把這份健康承傳下去，將這個治療方法留給後世，為世人留下一盞健康的明燈。

造物主把生魂賦予了植物，再加覺魂賦予了動物，再加靈魂賜予了人類，並把萬事萬物的運行法設於天地之間。所以我們所處的世界，看上去雖萬物紛陳，卻能於雜亂中各持本分。因此

《中庸》也言：「萬物並育而不相害，道並行而不相悖。」人在其中尊為萬靈之首，得到天地的全部德行。

俗話說：「宇宙是個大周天，人體是個小周天。」大自然存在的萬物，在人體中都可以找到。天有日月，人有二目；天有春夏秋冬，人有喜怒哀樂；天有星星點綴，人有毛孔遍身。一撇一捺的「人」，和天地並為三才者，所以人可以與天地合其德，與日月合其明。造物主把靈性賜予人類的同時，也把有形的身體賦予了我們。身體的組成因素來自於大地，風火水土，鉀鈣鎂鐵……雖說造物主給這個有形的身體設置了很多不自由，以免為所欲為，但是沒有忘記賜予我們與生俱來的自然治癒力，以免在嚴峻環境的考驗下失去生命。人類正是在人體自然治癒力的護佑下，不斷磨練、演變、進化、成長。

現代醫學的發展，讓人類逐漸忽視了保持人體的自然治癒力。就好比我們依存的這個共同體——地球，全球氣溫上升，南北極冰雪融化，天災氾濫、病毒肆虐……現在人類的最大災難，就是地球已經喪失了它的自我恢復能力。也就是說，地球的自然治癒力已經遭到極度的破壞，很難恢復到原來的樣子。世界聯合國組織已經聲明，人類從此很難過上正常的生活。

事同此理，人體也是一樣。人體的自然治癒力一旦失去了恢復的能力，只靠大量藥物投放或是以手術摘除切割，這是遠遠不夠的，只能暫時緩解疼痛，病根仍然在身體裡，沒有得到根本的治療。

我認為所謂的醫療，就是能充分激活上天所賦予、與生俱來

的人體自然治癒力。在我從醫的七十五年歲月中，藉由野一色蒸熱電療法回復健康的病患數不勝數。野一色蒸熱電療法始於大正七年（一九一八年），至今已有三十幾萬以上的成功案例，此療法是透過熱刺激和電刺激成功提高人體生命自然治癒力，促使細胞活化，體內毒素排除，讓血液淋巴液更加暢通，五臟六腑都能夠正常工作。

大自然中太陽東升西落，月亮牽引潮起潮落，四季更迭，有條不紊。一旦破壞自然界的這個規則，那麼萬物便無法生存，我們的世界末日就到了。人體也是一樣，體溫、呼吸、體內液體、骨骼皮膚如果不能平穩有序的話，五臟六腑就會出現異常，人就會生病。野一色蒸熱電療法的電熱刺激，會讓人體週波在一定的範圍內波動，把握平衡，達到天人合一的頻率。

在日本明治時代，東洋醫學的民間療法不被政府承認。而二十世紀，特別在戰後，由於西洋醫學的一元論潮流風行，更使得東洋醫學更加蒙上了陰影。可是經過近百年的醫學發展，西醫不斷治療，我們會發現病人並沒有減少，反而愈來愈多……。

可喜可賀的是，現代人愈來愈發覺到人體的自然治癒力更加重要。免疫力強，人體就會健康，所以現代人很注意平日的保養，經常去做熱蒸、電療、按摩、經絡疏通等，而野一色蒸熱電療法完全涵蓋以上所述的方法，最近在臨床實驗中更得到許多有力的證實，獲得可喜的成果。

我認為醫學最重要的，在於是否能達到治療疾病的效果，維持人體的健康。每個人都有為自己的健康來選擇治療方法的機

會。這也正是出此書的用意，我冀祈將野一色蒸熱電療法推廣讓社會大眾周知，特別是病患及其家屬，讓他們多一個選擇。若能達此意，欣喜至極。

平石　師祿

日本福岡野一色病院創辦人

以感恩的心，實踐作者的心願

　　我於學生時代到日本求學，轉眼已過知天命的年紀，歲月荏苒，生命更迭，身體狀況每況愈下，雖不再為生活過於奔忙，但多年的睡眠障礙、低血壓、貧血、眩暈、關節疼痛以及突生的帶狀皰疹，足以讓我飽受折磨，心生厭倦。就在我感受不到人生絲毫快樂的時候，上天慈悲，幸運悄悄降臨到我身邊。一個偶然的機會，結識了年過百歲的老人，也是野一色蒸熱電療法的唯一傳承人──平石　師祿老先生。

　　二〇一三年春天，我突然發現肚皮上長了一些成片的顆粒狀的東西，心想可能是濕疹，也沒太在意，後來伴有輕度發燒以及渾身乏力，就去醫院做了檢查，結果是帶狀皰疹（俗稱蛇盤瘡）。在醫院經過一段時間的治療也不見好轉，隨之疼痛，搔癢紅腫更加嚴重。正在心力憔悴之時，有一天，東京一位朋友打電話邀約見面，因為身體不適，本不想赴約，但最終出於禮貌還是去了。見面後朋友得知我的病情，於是百般說服，要帶我到福岡的一個治療中心治療，說那是一種蒸熱電療法，朋友跟我說他早年肝功能衰退逐漸治癒的經歷。聽完以後，我純粹懷著一顆好奇心，跟著朋友到了福岡。在治療中心的細心治療下，經過幾個療程，帶狀皰疹真的奇跡般的痊癒了，並且沒有留下任何疤痕，也沒有留下神經痛的後遺症。更神奇的是，在整個治療過程中，身

體的放鬆舒適感是我從來沒有過的體驗，之前亞健康症狀也都逐漸消失。疑惑中才知道，野一色蒸熱電療法能幫助人體恢復自癒能力。所以又持續了幾個療程，隨之帶來的便是皮膚靚麗、皺紋撫平、肌肉富有彈性、精神飽滿、食慾漸佳，簡單的食材烹飪，也會讓我吃得津津有味，對生活充滿自信，開始更加關心身邊的人，感覺一切變得美好起來。有些忽喜身與心，泰然兩無苦的感覺，這也許就是安身立命的開始吧！

我與平石　師祿先生的緣分

平石　師祿先生是福岡野一色病院的創始人，也是野一色蒸熱電療法的唯一傳承者，七歲那年被獵槍射傷左肩關節，導致關節破碎脫落，左手完全喪失功能。一九四三年，平石先生幸遇野一色蒸熱電氣療法，治癒了左肩，從此開始了不解之緣，並誓願窮盡畢生，致力於野一色蒸熱電療法的承傳、改良與推廣。

我與平石　師祿先生的緣分源於帶我去福岡治療的日本朋友──伊賀社長。當我發現自身內外發生變化時，對這種療法產生了濃厚的興趣，想去拜見這位人瑞老人，於是拜託伊賀社長幫忙引薦。當平石老先生出現在我面前的時候，我不由驚歎，原來生命的光輝可以如此光彩動人。坐下來細談之後，才知道老人雖然沒有左肩關節，但依然可以手提重物，並且一年四季單衣，不畏寒冷，冷水洗浴，這應該就是野一色蒸熱電療法的功效吧！

之後我向平石先生表達了我的來意，想取得野一色蒸熱電療法

的推廣授權。因為多年來，我心中一直有一個想法，心若有願，願在我生命的最後時光，向世人傳達健康，讓世間苦難的人，減少病痛的折磨，願以光輝的心性，承擔人類立於天地間的責任。再者，人生一路走來，承蒙天恩浩蕩，總有貴人相助，一直心存感恩，天地生而不有，危而不恃。我的心願是取之於社會，服務於社會，回饋於社會。當平石老先生聽完我的心願後說：「你雖然不是第一個來談授權的人，但你我心願相合，使命可以相續，請向世界推廣吧，把健康帶給更多有緣人。」於是，平石老人家把他承傳百餘年的野一色蒸熱電療法的相關資料，交到我的手上。踏出治療中心，我的眼淚奪眶而出，仰望天空，言不盡意。雖知前方荊棘，任重道遠，但我願不負老先生重托，不負眾望，心懷感恩，以真誠、堅持不懈的心，去完成這份神聖的志業。

　　歲月如白駒過隙，轉眼逝去，歷經九個春秋，有時候靜下心來回首過往，總會潸然淚下。記得有一次，我準備去東京申請治療機上市的最後一些手續，就在新大阪的新幹線月臺上，媽媽來電，電話中我聽見媽媽在哭。我問媽媽怎麼了，她才說自己做過手術的腳很痛，整夜難眠，不能站立，不能走路，真的太遭罪了，說自己活著太痛苦了。我聽著心裡非常難過，壓低喉嚨、哽咽著對媽媽說：「再等我一陣子，有一臺很好的機器可以治好您的病，您要相信我，一定要等著我……」慢慢的，媽媽情緒才平復下來。後來這臺機器，真的逐漸讓媽媽遠離了病痛的折磨。媽媽是第一位體驗者，體驗過程中，家裡每天來的人絡繹不絕，都想試試，最後來大家都有了自己的野一色蒸熱電療機！

　　回想起平石老先生也讓我心痛。記得治療機研發成功，手續完備，準備要上市之前，我去福岡向平石老先生報告。老先生認真的臉上逐漸露出了欣慰的笑容，聽完後對我說：「謝謝你，我的心願完成了，我現在可以放心的走了。」我心頭一顫，在淚眼婆娑中，看到了這位老人的承擔，以及對野一色蒸熱電療法的堅信和篤定。隨後不到半年，老人家真的使命完成，駕鶴西去了。

　　人生幾何，緣起緣滅，不僅要活出人生的價值，更要懂得生命是一個玄而微妙的機體，非簡單的肉體，是身心靈在特定的因緣下的結合，在恆定的體溫、心跳、血壓、血糖等血液數值中顯現出不同的體魄和容貌。現代醫學逐漸可以用波頻圖檢測出人體的健康狀況，比如心電圖、超聲波圖等。自然科學及人體學專家也發現，我們生活的空間是以四維空間在三維空間的投影，當然也包括人體在內，所以人體只有在一定範圍內的週波中運行，才會神清氣爽，體力充沛。現代快節奏的生活，讓我們內在生命和外在生命都趨於崩潰邊緣，野一色蒸熱電療法，正是通過電刺激和溫熱刺激來調節人體週波，排除體內毒素，活化細胞，促進血液、淋巴液、水分等循環順暢，從而提高人體自然治癒能力，讓身心靈得到安寧，最終發揮人性的作用，守護這個世界。

　　最後，再次由衷的感謝平石　師祿老先生，同時也非常感謝在推廣過程中給予大力支持和愛戴的各界人士，並祈願野一色蒸熱電療法能為世人帶來安康與祥和。

土井　　瞳

目　次

與生俱來的自我療癒力
——風行日本百年的野一色蒸熱電療法

【推薦序一】　經科學驗證能造福更多人 ⋯⋯⋯⋯⋯⋯⋯⋯⋯⋯ 003

【推薦序二】　從泡湯到溫熱電擊，糖尿病人有福了 ⋯⋯⋯⋯ 006

【推薦序三】　深具發展潛能的轉換療法 ⋯⋯⋯⋯⋯⋯⋯⋯⋯⋯ 009

【推薦序四】　這是一個偉大的發明 ⋯⋯⋯⋯⋯⋯⋯⋯⋯⋯⋯⋯ 012

【推薦序五】　現代科技與自然養生的完美結合 ⋯⋯⋯⋯⋯⋯ 014

【作　者　序】　天生地養，相傳永續 ⋯⋯⋯⋯⋯⋯⋯⋯⋯⋯⋯ 016

【譯　者　序】　以感恩的心，實踐作者心願 ⋯⋯⋯⋯⋯⋯⋯ 020

Chapter
01 啟動人體自然治癒力 —————————— 029

一、人體自然治癒系統 ———————————————— 030

二、人體與自然、細菌的抗爭 ———————————— 034

三、人體內藥物與細菌的抗爭 ———————————— 035

四、蒸熱電療法的發現 ——————————————— 037

Chapter
02 野一色蒸熱電療法的起源與發展 ——— 039

一、初聞野一色蒸熱電療法 ————————————— 040

二、野一色蒸熱電療法的發現與改良 ————————— 044

三、何謂野一色蒸熱電療法 ————————————— 050

四、治療原理與治療效果 —————————————— 053

Chapter
03 野一色蒸熱電療法的應用與作用機制 067

一、基本療法 ——————————————————— 068

二、特殊療法 ——————————————————— 070

三、動物（狗、貓、兔、牛、鳥、魚）及其他 ————— 072

四、日本厚生省委託報告書「野一色蒸熱電療法的特徵」———

073

五、野一色蒸熱電療法的健康效應 ⋯⋯⋯⋯⋯⋯⋯ 079

Chapter
04
野一色蒸熱電療法的臨床實例 ⋯⋯⋯ 089

一、患者自述的實例 ⋯⋯⋯⋯⋯⋯⋯⋯⋯⋯⋯⋯ 090

二、內科病症的臨床實例 ⋯⋯⋯⋯⋯⋯⋯⋯⋯⋯ 095

三、外科病症的臨床實例 ⋯⋯⋯⋯⋯⋯⋯⋯⋯⋯ 103

四、婦科病症的臨床實例 ⋯⋯⋯⋯⋯⋯⋯⋯⋯⋯ 106

五、其他病症的臨床實例 ⋯⋯⋯⋯⋯⋯⋯⋯⋯⋯ 107

六、禁忌、須注意以及無效的病症 ⋯⋯⋯⋯⋯⋯ 112

Chapter
05
我提倡野一色蒸熱電療法的信念 ⋯⋯⋯ 113

一、原子彈爆炸後遺症治療的啟發（放射線傷害）⋯ 114

二、疾病為「上天的愛」，是守護我們的信息 ⋯⋯ 122

三、活著心存感恩 ⋯⋯⋯⋯⋯⋯⋯⋯⋯⋯⋯⋯⋯ 125

四、以健康為主軸的疾病治療 ⋯⋯⋯⋯⋯⋯⋯⋯ 127

五、悄然靠近的公害與健康危害 ⋯⋯⋯⋯⋯⋯⋯ 130

六、比投藥更佳的方法 ⋯⋯⋯⋯⋯⋯⋯⋯⋯⋯⋯ 132

七、任何醫療皆建構在自然治癒力之上 ⋯⋯⋯⋯ 133

八、善念有助於治療 ———————————— 135

九、將身心靈洗乾淨，就能防止老化，根除疾病 ———— 138

【後記】———————————————————— 141

【附錄】———————————————————— 145

▶ 收錄至 2021 年 12 月 09 日最新研究報告

1 針對中風患者的電刺激研究：如何產生作用及有益於恢復健康 · 146

2 電刺激與熱休克效應發表在國際期刊的醫學報告 ———— 152

3 台灣讀者使用心得分享 ———————————— 200

Chapter

01

啟動人體自然治癒力

一、人體自然治癒系統

在日常生活中，我們稍微有點感冒或者受點小傷，通常能自然痊癒，這是因為人類長年累月不斷的適應體內與體外環境的各種變化，增強了人體對自然及病原微生物的抵抗力。其他如止血作用、斷骨再生、傷口癒合、白血球吞噬病菌，及被切除部分肝臟組織的自我修復再生等，甚至如近年來醫學重大突破的器官移植手術，如果人體的基本組織皮膚、骨、神經、血管等沒有再生能力，這些手術便無法成功，這些都是人體自然治癒力的顯現。

根據德國健康期刊《生機》報導，研究人員發現，人體本身有能力治癒六十至七十％的不適與疾病。據說，科學家目前已解開機體自癒的一些祕密。當人有不適或生病時，身體可以從自身的「藥田」中找到三十至四十種「內藥」來對症治療，治療過程是由激素、免疫細胞和抗體等因素綜合發揮作用。

現代科學研究指出：人體自癒系統包括防禦系統、應激系統 [註]、免疫系統、修復系統、內分泌系統等幾個子系統，其中任何一個子系統發生協調性或功能性障礙，或受到外來因素破壞時，自癒系統會調動其他子系統來「替補」，使人體維持健康狀態。當其他子系統的代償能力不足以替補時，人就會生病，或處於亞健康狀態。

[註]· **應激反應**（Stress）：指機體突然受到強烈有害刺激（如創傷、手術、飢餓等）血中促腎上腺皮質激素和糖皮質激素增多，並引起一系列全身反應以抵抗有害刺激，稱為應激反應。

近年來，歐美各國興起的回歸自然養生與傳統醫學的替代療法、經絡療法等，其實都在啟動人體的自癒力。幾千年前的《黃帝內經》就宣導養生防病，提倡上醫「治未病」。傳統醫學的「有病先調理」，是優先使用副作用小的針灸、砭石、按摩等治療方法，再用少量藥物輔助治療。

其實醫療的目的並不是糾正人體的錯誤、中止病痛症狀，而是協助人體完成它應有的自癒功能。傳統中醫稱自癒力為「真氣」、「元氣」、「正氣」、「腎氣」、「陽氣」等，稱致病力為「邪氣」、「陰氣」、「瘴氣」等，認為「邪不壓正」、「正氣充盈，百病不侵」，就是這個道理。

正因為人體有這種自然治癒能力，始能長年累月不斷的去適應體內與體外環境的各種變化，展現生命力的韌性。也因為人體的自然治癒能力，增強了人體對自然及病原微生物的抵抗力。但是在人們盲目追求現代化的聲浪中，所造成的環境嚴重汙染、飲食汙染等，致使我們體內囤積不少有害物質，加上一味的追求物質生活享受，例如久坐辦公室、缺乏運動、美食不忌口、熬夜、全天候的空調，導致精氣神不足，身體喪失調節排汗、排毒功能，致使免疫力下降。

病體的來源

睡眠不足：臟腑機能運作減弱時，
　　　　　還在活動，違背自然和身體的規律。

農產品農藥重金屬殘留，食物不當添加劑，
層出不窮的食安問題。

空氣的污染霾害，
威脅呼吸系統和心肺的健康。

環境汙染，化學藥物的濫用，
導致人體喪失免疫功能。

　　隨著醫學的發展，人們過度仰賴藥物的治療，從而「代替」身體器官的抗病能力，人體自身的治癒力也隨著藥物的使用頻率而逐漸遞減。

　　高明的醫術研究認為，治病的良藥不是醫生或藥品，而是人體的自然治癒力，但這種自然治癒能力有侷限性。在現代醫學上來看，補充這種侷限性的方法就是藥物與醫術。但當藥物治好病灶的同時，也因副作用而傷害到身體器官的其他機能，甚至加速了生命體細胞組織的老化與人體的衰老。因為沒有思考如何增強身體自然治癒力，只一味的思考如何填補人體自然治癒力的侷限

性，從而導致藥品大量研發，大量投藥使用，對人體產生巨大的副作用，使人體免疫力低下。因此世界衛生組織（WHO）呼籲，要擺脫「對藥物的依賴」以及擁有真正的健康，應從增強人體自癒力著手。修繕人體各器官功能，幫助人體維持並恢復自主健康的能力，成為未來醫學發展的趨勢。

過度使用藥物，造成自癒力下降

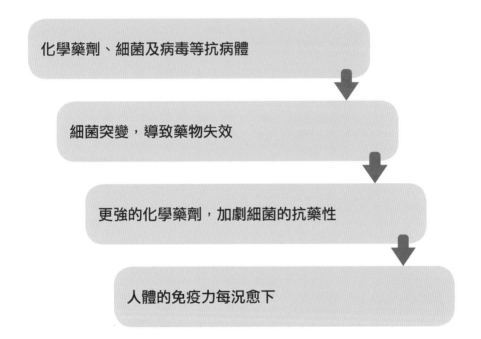

化學藥劑、細菌及病毒等抗病體

細菌突變，導致藥物失效

更強的化學藥劑，加劇細菌的抗藥性

人體的免疫力每況愈下

二、人體與自然、細菌的抗爭

現代醫學對疾病的治療以藥物為主，但回溯自遠古沒有藥物的時代，疾病就已經存在了，而人類是與疾病抗爭後存活下來的生靈。

根據考古學家的「人類起源學說」來看，人類大概是從距今三萬年前，由猿人演變而來的，但有更確切的說法指出，人類從更早以前的生物時代開始，便飽受著大自然嚴寒酷暑的威脅，兇猛野獸的攻擊，與各種不知名疾病的衝擊，在艱辛環境中，堅持不懈的抗爭而存活下來。

在這種激烈的環境抗爭中，很難想像，對一個沒有任何防禦措施的人體，是如何與這個敵人（病原微生物）抗爭呢？應該只能用人類與生俱來的自然治癒能力，來和細菌、病原菌抗爭吧！

但在今日，人類與疾病、細菌的大戰中，究竟能發揮什麼作用，擔任什麼角色呢？

三、人體內藥物與細菌的抗爭

　　說到疾病，自古以來的觀念都是「有病藥來醫」，特別是現代人，更相信化學藥物的治療。

　　我們服下去的藥物，如何與體內細菌進行抗爭？其實大部分的疾病都是病原微生物（細菌、原生生物）所引起，現代醫學最主要的治療手段就是醫藥製劑，也就是用化學醫療治劑與細菌及病原微生物進行抗爭，例如治療梅毒的「胂凡納明」發現與研製成功，以鎮痛抗生素為首的像磺胺類的「青黴素」、「盤尼西林」、「鏈黴素」、「四環素」等，這些抗生素相繼被研製開發出來後，雖然在細菌領域出現了大震撼，然而我們用肉眼看不到的極小細菌，卻顯現出對這些化學藥劑的頑強抵抗，抵抗過後所殘留下來的變種細菌會變得更強悍，讓這些化學藥劑失去作用。

　　這種具備抵抗性、增殖、分裂、傳染性的細菌，也會產生變異，如果人類使用更強力的化學藥劑來對應，細菌的抗藥性會愈來愈強，從而使病情更加惡化，這應該是現代醫學最大的隱憂。比如說，梅毒螺旋體抗爭的結果就是在二十年至五十年間，有可能會因長期潛伏於人體，逐漸侵犯中樞或神經系統，讓人精神錯亂，直至死亡。所以醫學界已經清楚的意識到，在梅毒攻克上，至今仍然沒有取得永久性勝利。

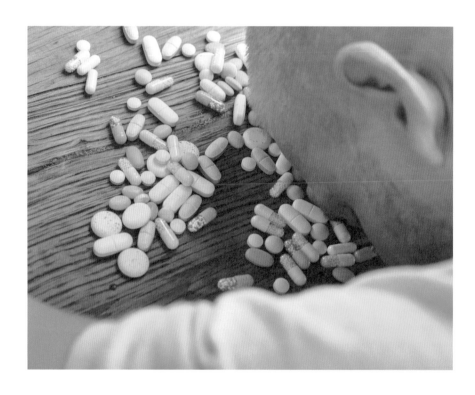

　　如果沒有考慮如何增強身體自然治癒力，卻一味的以藥物、醫術來填補疾病的侷限性，人體產生的副作用，終將造成免疫力持續低下，最後百病纏身。

四、蒸熱電療法的發現

　　在發現了化學藥劑對人體的危害後，我們不斷的嘗試一些不必吃藥的自然療法，例如針灸、溫水浴、冥想、瑜伽等，可惜這些都是局部的、短暫的療法。

　　日本是世界最長壽的民族，也是醫學技術領先全球的國家。在大正七年（一九一八年），居住在鳥取縣的野一色義壽父子發明了一項重大的自然療法──蒸熱電療法，當時被視為是醫學上的重大貢獻。這是一種非常出色的民間療法，當時治癒了不少難纏的病症，並於一九四九年經由日本厚生省指派橫濱醫學大學教授，對此療法進行調查及臨床試驗，證實此一療法是無害且出類拔萃的有效療法。

　　此療法在日本風行百年，曾在日、英、美、德、墨等多國獲得許可認證並開設治療所，同時在日本擁有超過三十萬人臨床治療病例實證，也被證實是當時最具全身性、科學性、普遍性的自然治療方法。

野一色蒸熱電療法的
起源與發展

一、初聞野一色蒸熱電療法

昭和十八年　中國天津市

　　昭和十八年（一九四三年）春天，我二十六歲，受命於中國天津市滿州鐵路派駐辦事處任職。由於時值戰爭期間，向當地學校借了一個教室作為辦公室，在民間編組成立了防護團，若緊急警報響起，便需在市內集合，巡邏戒備。隨著接近終戰，軍隊發出了動員令，但由於我左肩的傷殘，得以免除徵召，還因此晉升為班長。當時在我管轄之內的防護團中，有一位叫做片山先生的團員，他是「野一色蒸熱電療法」的醫師。

　　片山醫師在日本從野一色先生那裏習得野一色蒸熱電療法的醫療方法，並在天津開設了治療醫院。由於隸屬同一支防護團，我們相處互動機會增多，也因為片山先生經營治療醫院，所以每天晚上見面時，便會聽到片山先生說明野一色蒸熱電療法的相關內容。一開始，我內心不禁懷疑，這種療法是否有如他所描述的療效？或許是受到片山先生的認真性格影響，二至三個月之後，對於片山先生所言，我幾乎是全盤接受，儘管事過境遷幾十年，至今依然不變。回顧當初，竟只憑片山先生所說的話，就對野一色蒸熱電療法的效果深信不疑，即使現在回想起來，仍感到有些不可思議。為何我會完完全全信賴他所描述的效果？

對「多發性關節炎」的顯著成效

當時，任職於內蒙古公司（天津分店）的日本人，每個月會舉辦一次睦親會。有一位與會人士的妻子罹患了「多發性關節炎」（四個以上關節發炎），據說曾試過許多方法都無法治癒，連醫師也束手無策，其令人難耐的劇烈疼痛，幾乎讓患者想放棄治療。

當時，我詢問片山先生：「是否能醫治？」先生回答我：「還有得救！請帶她過來。」因此，我花了很大的心力，終於說服了那位原本已經放棄治療的女士，家屬將她小心翼翼的移動到醫院治療。經過三天不到的療程，她的氣色就變得愈來愈好，患者在治療首日，就提出要自己走路的要求。經過幾個月的治療便治好了患疾，回復原本健康的身體，並重獲久違的步行能力。

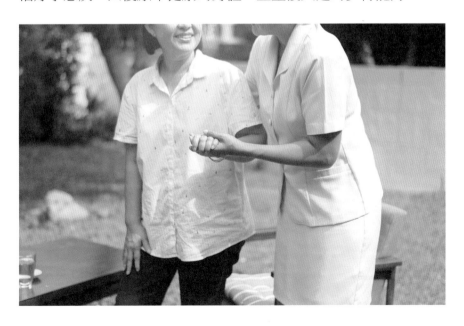

目睹如此光景，我內心讚嘆不已，也感受到無比的震撼，心想這世界上竟然存在如此快速見效的療法。雖然之前對片山先生所言不疑有他，但在親眼見證後，更加深了我對此療法的信心，以及對「野一色蒸熱電療法」的探索、研究與推廣的動力。

回到日本自行開業的契機

之後，每當一有病患，就會帶到片山醫師的醫院治療，片山先生也因此教導了我許多相關的事情。

昭和十九年（一九四四年）三月，因為要到日本出差，我趁機帶著家人回到故鄉。當時因中國的戰亂情勢險峻，想將年邁雙親、內人與孩子安置在長崎縣大村市的親戚家，以確保安全。為了出差及與家人見面，我在九月再度返日。當時，我於東京接受了野一色老師的短期授課。在那之前，我白天上班，晚上則到片山先生的醫院幫忙，所以對野一色蒸熱電療法已經十分熟稔，但我認為那樣還不夠，於是接受了一系列的講習。

之後，我利用夜晚的休息時間，在公司宿舍開設了野一色蒸熱電療法療程。由於有了公司的薪餉提供經濟來源，所以療程都免費。當時在一年半的時間內，我估計有五千名以上的人接受過免費治療。隨著終戰的到來，昭和二十一年（一九四六年）二月，我回到了日本。不過，治療用的機器並無法一起帶回國，雖然想在日本繼續替患者治療，卻苦於東京住所無機器可使用，於是拜託野一色老師讓予一部機器。因此，從昭和二十二年（一九四七年）春天開

始，我在長崎縣大村市，在一位鈴木醫師同學的摯友家，展開了治療院所的事業。其後，從大村市轉往長崎市，然後在昭和二十八年（一九五三年），我選擇在福岡市開業。

從昭和十八年（一九四三年）開始，像多發性關節炎這種過去讓人一籌莫展的棘手疾病，我親眼見證過不少病例，只要接受短時間的治療，就能有具體成效且恢復步行能力，這也是我踏入進行野一色蒸熱電療法的契機。

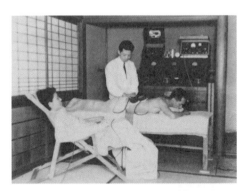

昭和二十八年（一九五三年），平石　師祿先生在福岡市創辦野一色病院。

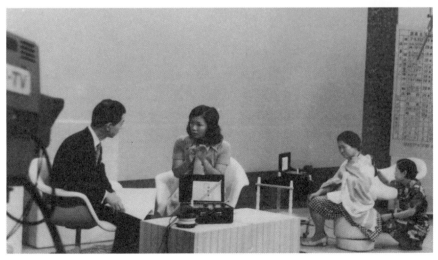

二、野一色蒸熱電療法的發現與改良

氣憤之餘的偶然發現

　　野一色蒸熱電療法的發明是在大正七年（一九一八年）。當時野一色義壽先生的父親（野一色義明先生的祖父），因脊椎神經的劇烈疼痛而接受醫生的治療。即使在現代，這依然是令人頭疼的難症。在我的病院曾經也有相同症狀的病患，即使是他人在房間中的細微交談聲，也會引發病患痛不欲生的劇痛。

　　這種病狀，投藥治療不僅只能暫時緩和痛楚，還會傷害腸胃或腎臟，藥物的副作用著實令人生畏。即使是注射藥劑或塗抹藥膏，也只能短暫抑制疼痛。當時在鳥取縣的鄉間，有一位採用電療法的年輕老師從東京回到了故鄉，在任何治療皆徒勞無功，死馬當活馬醫的心態之下，野一色義壽先生的父親接受了年輕老師的治療。當時所採取的療法，是一種稱為「感應電」的拙劣技術。在治療過程中，因電流的作用會引起刺痛，而且痛感十分強烈，雖然還不到觸電的程度，但身體因病灶所受的劇痛，會因此與電流引起的刺痛有所抵銷。雖然消退了原本的疼痛，病患卻必須承受電流所帶來的另一種刺痛，純粹的移轉作用罷了。即使有那樣的治療，當治療師離開後，原先疾病的痛楚依然持續，所以只好頻繁的請治療師到家中實施療程。由於頻繁往返治療，治療師乾脆將機臺留在病患宅中。

　　由於無論怎樣治療，祖父的病情猶不見起色，野一色義明先生（當時十八歲）抱怨道：「不管用的機器！」他就將機臺往地上砸，似乎是再也不忍祖父承受無比劇痛的折磨，索性想毀掉機臺。機臺頓時四分五裂，家人斥責：「為什麼要摔壞治療師寄放在家裡的機器！」野一色義明先生莫可奈何的收起散落的零件，試著重組復原機臺。沒想到，重組機臺後再度讓祖父試用，祖父居然說：「很舒服！」

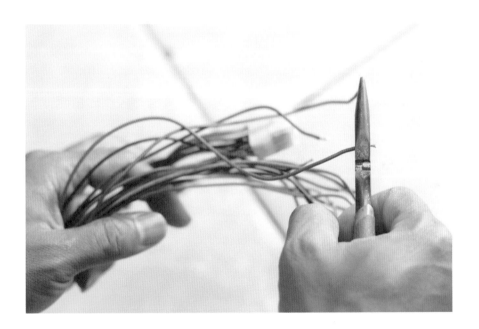

　　之後，雖然野一色義明先生的祖父覺得原先的機臺帶來的刺痛，已由舒適感取而代之，但由於病弱的身體，每到天寒時，還是會因機臺冰涼而覺得難受，便用熱水加溫並以布巾覆蓋。這種誤打誤撞的做法竟意外發現，用熱水升溫才通電的電流作用，帶

來相當程度的舒適感。由於感覺很舒服，長時間使用之後，疼痛也得到舒緩。反之，若長時間不使用，疼痛便再度出現。於是野一色義明老師的祖父，乾脆一整天都用這樣的療法來抑制疼痛。就在這樣反覆的操作下，病灶竟然完全康復了。雖說是誤打誤撞，但這種偶然的發現，用中國的成語「無心插柳，柳成蔭」來形容，再最貼切不過了。

風行歐美日，擁有超過三十萬人臨床治療實例

偶然間的發現、發明，形成「野一色蒸熱電療法」的原理，證實透過蒸熱與電氣雙向刺激，可以增強人體的自然治癒能力，而人類與病菌之間的抗爭，可透過增強身體的防禦功能，來取代化學療法的攻守抗爭，甚至讓病菌自行消滅。

這是一種沒有副作用且成效最好的治療方法，成為當時醫學上的一個重大的發現。

由於野一色蒸熱電療法的效果顯著，當時有很多人想利用這種治療法來開設醫療院所。野一色義壽先生於大正十二年（一九二三年）在東京開設「野一色蒸熱電氣研究講習所」，並於昭和六年（一九三一年）得到東京府的許可認證，組成了「野一色電氣醫學協會」。野一色義壽先生用東京麴町所有約二千坪的土地，設立電力學校與醫院，從事各種推廣活動，最具規模時，有一百五十名以上的醫師加入。當時從講習所畢業的三千多名畢業生，在各地開設治療所，並陸續在美國、德國、墨西哥、

英國等許多國家取得許可認證，於是野一色蒸熱電療法就在世界各地遍地開花，在日本擁有超過三十萬人的臨床治療實例。

但到了二戰後，因時局混亂，加上野一色先生過世、環境變遷、機械停產及治療方式須耗費大量體力等因素，新入會員逐漸遞減，漸漸的採用此治療的人數就減少了。

一九二三年在東京麴町開設「野一色蒸熱電氣研究講習所」、電力學校與醫院。

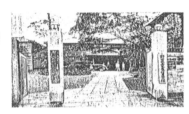

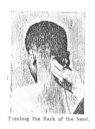
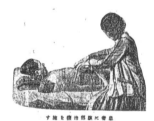
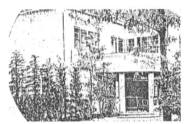

經日本厚生省委託橫濱醫大調查及臨床試驗

昭和二十四年（一九四九年），日本厚生省著手進行「醫療類似行為調查研究」，其中電氣療法的臨床試驗，是以野一色蒸熱電療法為主要研究對象。厚生省委託橫濱醫大理學診療科主任，檜物一三教授（醫學博士）為調查官，從一九四九年九月到一九五〇年三月，對橫濱大學醫科醫院住院病患以及外來患者，進行為期六個月的臨床試驗及治療機性能檢驗。經檜物一三博士

調查結果，證明它是無害、有效、出類拔萃的民間療法。也由於這樣的肯定，使野一色蒸熱電療法得以繼續傳承，不致消失於歲月的長河之中。

治療方式的改良

當時的「野一色蒸熱電療法」，治療者須付出相當大的勞動力，經過不斷的研發及改良才變成現在的簡便治療方式。在以往的方法中，患者必須配合機具，改變自身的姿勢，要把機具穿戴在患者身上，的確有所難處。經過研發改良後，將複雜的穿戴改為簡便的治療方式。

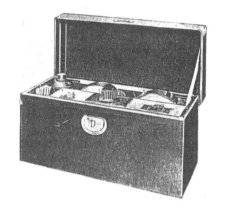

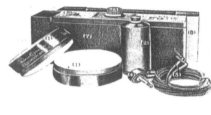

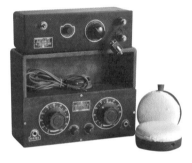

第一代（野一色蒸熱治療機）

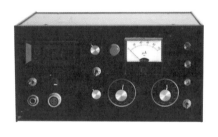

第二代（熊本臨床試驗）

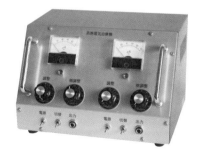

第三代（平石老先生兒子製作）

百年前的野一色蒸熱電療機臺。

三、何謂野一色蒸熱電療法

所謂的「野一色蒸熱電療法」，是在大正七年（一九一八年）由野一色義壽先生及野一色義明先生所發現，擁有三十萬人以上的臨床使用案例，經由日本厚生省委託進行療效臨床試驗，獲得認可的民間療法。

此療法被證實在幫助人類（包含動物）身體的保養、成長、疾病治癒的血液作用上，最具改善效用。從過去的治療實例中，已有諸多症狀獲得改善的效益，而無法發揮效用的特殊疾病包括：蛀牙、骨頭僵直變形的風濕病、寄生蟲、脂肪瘤、腦部疾病，使用禁忌為子宮外孕者。對於治療心臟衰弱、腦梗塞等，能改善諸多症狀，但須花費較多的時間。

野一色蒸熱電療法的特徵為「野一色電流」、「野一色電極」與活用這兩者的「野一色蒸熱電療法」，三者合而為一。接下來，就根據各別的作用機制來進行說明。

野一色電流

不同於其他電療設備，「野一色蒸熱電療法」使用的器械沒有高週波的強烈刺激，沒有尖銳的波峰，而是均勻的鋸齒形週波，不會釋放出對生物體造成危害的電力。再者，由於其週波數為每秒五十至六十次之間，是最適合生理上的刺激強度，不會過

度刺激肌肉產生收縮而痙攣的疲勞現象。

如前所述，野一色電流最大的特徵是給予生物體的刺激，是溫和且間歇性的，毫無危險性，而且在生理上能活化人體的自然治癒力。

野一色電極

「野一色蒸熱電療法」淋上熱水使其蒸熱（目前經改良採用更簡便的濕熱方式），在抵住人體時會產生前面所述的電流作用，使兩種刺激發揮加乘效果，即使長時間使用也不會產生問題（目前經改良所使用的電熱貼片，其原理是一樣，而且使用更為便捷）。

野一色蒸熱電療法

為了能充分有效的發揮上述的電流與電極之特性，經過不斷的研發，野一色療法發展特色如下：

1. 安全且無害。
2. 操作手法相對簡單。初次使用的人也能輕易上手，無需特別的專業知識，也不必經歷技術訓練，即能直接進行操作。
3. 有別於藥物或其他對應病症之療法，不會因患者年齡、體質、疾病種類及性質等的不同，而有不同的療法。

4. 以啟動並增強人體的自然治癒力，促進其生理機能的作用，簡易的基本療法就可以應用於諸多病症。

5. 經過百年實證，超過三十萬名患者取得治療效果。簡易的操作方法，不管居家或職場辦公室均很適用。

四、治療原理與治療效果

野一色蒸熱電極產生的低週波

將直流、感應電流作用到陰陽兩極上，透過陰陽兩極與人體的接觸產生作用，陽極會讓神經興奮，使麻痺的神經和經絡恢復活力；陰極則會抑制神經的活動，產生止痛、鎮靜神經的效用。

野一色蒸熱電療法的蒸熱電極所產生的低週波，每秒五十至六十次，電流密度大，安全、溫和、舒適的均勻鋸齒型週波與人體電極的正常週波同步。

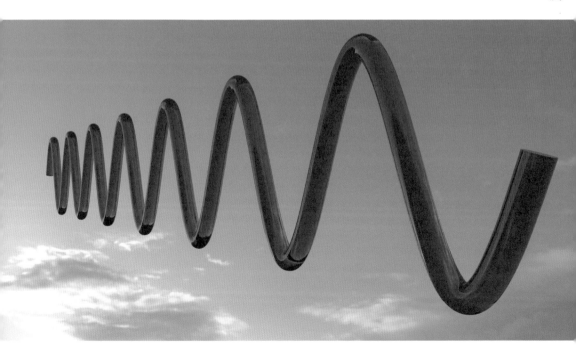

　　再者，野一色蒸熱電療法不是直接對著患部或體內的病原體進行治療，而是激發人體的自然治癒力。換句話說，是透過蒸熱與電極的刺激，讓肌肉伸縮，從而增加血液流量與排除體內累積的廢物，同時透過低週波電流流入疼痛部位，再刺激神經，使腦部對痛感產生遲鈍，阻止疼痛信號，並增強體內的各種臟器與組織的生理機能，是一種能讓身心靈都很輕鬆、安定、舒適的治療方法。

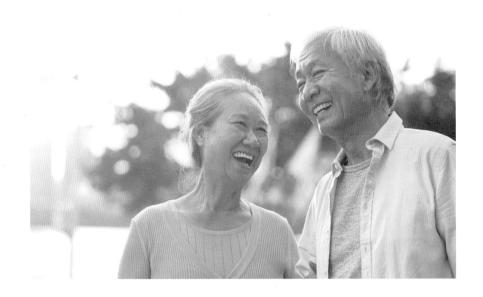

電氣刺激

　　透過刺激生物體使其產生治療效果的方法，除了藥物刺激以外，還有電氣、蒸熱、按壓、機械、化學等方法。其中，電氣刺激能達到充分刺激的效果，而且刺激後不會留下任何殘餘，但如

果長期對固定肌肉、神經連續做電氣刺激，難免會出現肌肉、神經疲勞的現象，使刺激效果逐漸減退，最終失去效果。這是一般電氣治療的缺點。

溫熱刺激

溫熱刺激會促進並提高生物體的興奮性，溫度每升高攝氏十度，化學作用就會以二至三倍的比例增長，溫熱刺激給予生物體的生理化學作用也會隨之增長，從而增進生理機能。這個作用是基於高溫使體內蛋白質產生變性，誘導出熱休克蛋白，保護身體機能，溫度愈高，效果愈明顯。

缺點在於對生物體的固定部位以五十度 C 以上高溫持續作用時，生物體細胞會被燒傷。如果繼續作用的話，生物體會變僵硬，甚至使肌肉僵硬壞死。

野一色蒸熱電療法的刺激作用

從理論上分析，電氣刺激與溫熱刺激的確有相當大的治療效果，但實際上由於二者仍存在著各自的缺點，往往達不到預期的治療效果。

野一色蒸熱電療法是同時利用蒸熱與電氣刺激，對生物體可發揮很大的作用，並使二者的缺點相互抵消。野一色蒸熱電療法不使用任何單一的治療方式，唯有二者同時並用，才會產生倍

增的治療效果。透過對皮膚、神經、肌肉刺激產生效果，促使全身的器官組織也能發生作用。透過蒸熱的擴散性刺激，能使電氣刺激的效果擴大，減輕疲勞現象；透過電熱傳導性刺激，能緩和蒸熱刺激的熱度，降低燙傷的可能性；利用兩者複合的刺激治療法，是醫學上首創的先例，更是野一色義壽與野一色義明先生在醫學上寶貴的創見。

野一色蒸熱電療法的治療原理

透過電流、電極與自癒治療三項複合性的療法，主要是以蒸熱與電氣並用的複合刺激，從而激發生物體的自然治癒機能，使人體的自然治癒力因此獲得改善。

體液循環的改善

生物體是否能保持健康，取決於構成生物體的無數個細胞機能的充實狀態。為了讓細胞機能充實，形成細胞原動力的營養供給，必須不斷的、充分的補充，同時把體內廢物及時的、澈底的排出體外。如果營養供給減少，細胞機能低下，隨之就會損害健康；如果營養供應停止，細胞很快就會死亡。細胞死亡則會產生人體機能障礙。此外，不斷生成的老舊廢物若滯留在細胞周圍，同樣會引起機能低下或喪失機能，不僅損害健康或轉化成疾病，自然治癒能力也會下降，屆時想要恢復，就不是那麼容易了。

所以血液循環及淋巴循環是否良好，會直接影響身體的健康，對病體的恢復也具有關鍵性的作用。野一色蒸熱電療法能使局部體表溫度升高，當正在循環中的大量血液和淋巴液受到熱度刺激以後，變成高溫的血液和淋巴液，於循環中對其他部分細胞產生刺激，在相對大的範圍內影響細胞與組織，使其持續保持興奮狀態。當身體幾乎所有部位都受此升溫影響時，體液循環自然就會得到改善。

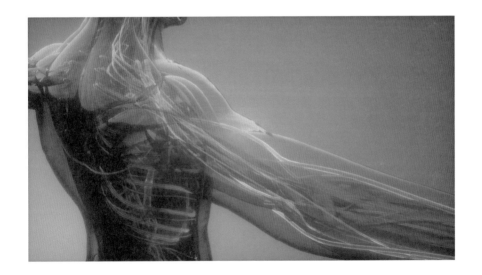

脈性的改善

　　以野一色蒸熱電療法而言，如果只就單一的皮膚表層的血液循環獲得改善的話，應該就不會看到心臟機能的改善以及脈性的明顯變化。然而事實上，高溫血液與高溫淋巴液，對處於待命狀態的深層細胞同樣能產生間接影響，進而增進機能，進一步促進

全身的血液及體液的循環，自然減輕對心臟的負擔，所以才會有心臟機能改善與脈性改善的現象。

改善血管硬化

血管硬化如同一顆不知何時會爆炸的未爆彈，因為血栓有可能導致癱瘓。動脈硬化症伴隨高血壓，就有腦溢血與中風（半身不遂）的危險。唯有改善血液循環，使細胞與組織的營養供給順暢，同時強化與充實細胞的機能，及時排出體液中的老舊廢物與毒素，增強血管的適應力，才能促進構成血管的細胞強韌，進行更新分裂。

在醫學學術上被判斷不可能再生的中樞神經障礙（比如腦膜炎或小兒麻痺的癒後早期），透過本療法可以達到幾乎完全恢復的狀態，同時對硬化、失去伸展自由的肌肉，只要長期接受治療，亦可恢復伸縮自如、柔軟靈活。這是因為一時硬化的細胞，在接受治療後恢復彈性，並在細胞不斷更新之下，最終達到治療的目的。

促進硬化血管自身的更新、再生以及恢復彈性，是野一色蒸熱電療法改善動脈硬化的主要因素。

消化器官的機能改善

　　消化機能的減退，會使維持生命根本要素的營養供應不足，造成體力及內外環境適應能力的減弱，因而降低人體的抵抗力。也就是說，消化機能的減退會帶來生命力的減退。本療法在改善血液循環的同時，也會替胃腸細胞補足營養，恢復消化機能。

　　特別值得一提的是，基於考慮到消化系統與循環系統的作用是生命的本源，所以本療法以治療胃腸機能為主，即改善胃腸血液循環的同時，也能直接恢復與增強胃腸自身的機能，持續有空腹的感覺，就容易改善消化機能，特別是像胃潰瘍之類的疾病，在短期內即可治癒。

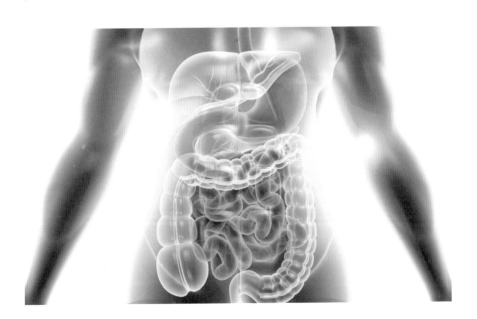

造血機能正常化

原子彈爆炸（簡稱原爆）所引發的急性病，使生物體內的血象發生變化，同時出現造血機能障礙，主要是因為白血球明顯減少，紅血球以及血色素也持續減少。對於這類的症狀，當時醫學還沒有發現合適的治療方法。野一色蒸熱電療法對四名在醫療上處於絕望的原爆重症病患進行不到一個月的治療後，患者得以完全恢復，對於輻射綜合症患者的治療效果顯著，並且有很多的實例。這些病患的血液循環改善的同時，血象也都獲得改善，甚至生成白血球的淋巴腺與生成血色素等造血器官也相繼恢復，其結果就是白血球及血色素得以增長。

促進免疫機能

早期罹患有急性肺炎、痢疾與嚴重食物中毒的病人，死亡率很高，這是因為大量細菌突然侵入人體，而人體自癒機能無法應付龐大細菌攻擊而瓦解，特別是使殺菌解毒最為重要的「網狀內皮系統」[註]（Reticuloendothelial System）失去機能的結果。野一色蒸熱電療法對重度急性肺炎、食物中毒的患者，僅進行二至三小

[註] · **網狀內皮系統**：單核吞噬細胞系統舊稱，單核吞噬細胞系統的細胞具有吞噬能力，除了吞噬細菌等外來病原，還可吞噬自身老舊的細胞（如庫佛氏細胞吞噬紅血球）、抗原抗體複合物、蓄積的脂質等，並可在吞噬外來抗原後與輔助T細胞進行抗原呈現，活化特異性免疫反應。吞噬細胞與淋巴球、肥大細胞、粒細胞等有互相促進或抑制的交互作用，所以單核吞噬細胞系統的失調會造成疾病。

時的治療，全身就會開始大量排汗，將毒素排出體外，且恢復效果非常好。連續蒸熱與電氣的刺激，能在改善血液循環的同時，讓陷入中毒狀態的「網狀內皮系統」機能復活，這種機能可以促進產生與細菌對抗的抗體，吞噬細菌、溶解細菌、中和毒素，以達到治療目的，這些都是本療法促進免疫機能的證明。

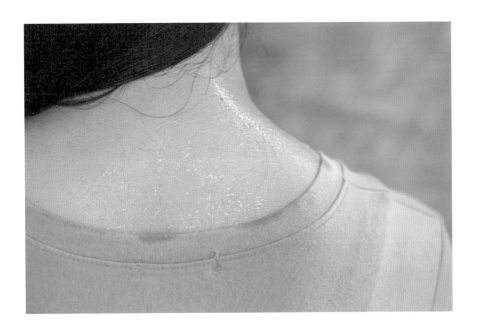

神經障礙的修復

神經細胞一旦受侵（特別是中樞神經）則無法再復原，這是醫學上的定論。

小兒麻痺是細菌或病毒侵入脊髓前角的脆弱部分而引發的炎症，並使那一部分的中樞神經受侵蝕，導致運動神經引起麻痺所

造成的病症，在以前的醫學上並沒有確切的治療方法。

野一色蒸熱電療法在治療小兒麻痺時，其治療方法曾經遭到很大的質疑，但事實上對剛發病的病患，通常在一週內接受治療，可以得到完全恢復。對已經發病有一段時間的病人，透過較長時間的治療，同樣可以完全康復或是接近完全康復的狀態。

另外如槍傷、手指的末梢神經遭切斷的患者，最後完全治癒的實例也不在少數。

醫學上認為，完全死去的中樞神經細胞是不可能恢復的，但透過野一色蒸熱電療法的實際治療經驗，部分受傷的中樞神經細胞在治療過程中，血液得到溶解、分解，證實仍可以修復。

糖尿病代謝異常改善

日本熊本大學醫學科學研究院代謝醫學系的研究發現，若糖尿病代謝異常的患者，同時進行蒸熱療法與電氣療法，能得到很大的改善。肌肉以及體內組織對胰島素阻抗性之所以可以得到改善，主要原因是透過雙向並行的療法作用，誘導出體內的熱休克蛋白（HSP72），可抑制細胞內傳遞各種壓力信號的 JNK 活化性，並直接改善胰島素對糖分的吸收、轉化及利用，對第二型糖尿病患者也具有同樣的作用。經研究開發以及臨床試驗結果得出，由此治療法產生的微弱電流與一般的不同，是根據電流大小、波形、週波數以及持續的時間等，對細胞進行信號傳遞，而且產生的電流與人類、動物、植物的真核細胞中所具備的通電標

準幾乎完全相同，且沒有誘導出細胞死亡的毒性，亦沒有發現任
何傷害性。

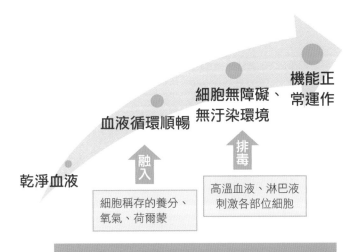

機能正
常運作

細胞無障礙、
無汙染環境

血液循環順暢

乾淨血液

融入

排毒

細胞稱存的養分、
氧氣、荷爾蒙

高溫血液、淋巴液
刺激各部位細胞

血液若乾淨、血液循環順暢了，那麼細胞生存
所需的一切養分、氧氣、荷爾蒙等就能充分融
入血液中，並能即時迅速的排出體內毒素、異
物等有害物質，使各種機能都能正常的運作。

醫療的改革應由自身意識改革做起

存有「人類無法戰勝疾病」的想法同時，心裡也會覺得「天地
所創造的人類不是弱者」。人類（所有生物）身體內部都存在著絕
佳的醫治者（自然良能＝自然治癒力），該如何充分、靈活的運用
身體本來就擁有的自然治癒力，才是醫療應有的正確樣貌。

　　在接觸野一色蒸熱電療法以前，我可以說是身體屢弱，常年與疾病糾纏不清的人，除了時常肚子疼，每年總會在流行性感冒爆發前，早先一步趕上流行、扁桃腺發炎腫脹等，而且往往都是最慢治癒的。我也曾三度罹患肺結核，還罹患過肋膜炎、鼻竇炎、中耳炎、齒槽膿漏，因為眼睛過度疲勞而差點失明，也曾因為罹患甲狀腺機能亢進症，在鬼門關徘徊，甚至被宣告死亡呢。直到四十歲，我滴酒不能沾。

　　然而野一色蒸熱電療法在急性外科、內科、中毒、甚至慢性病、立即性止血、陣痛等皆經證實有效，因此令我深深著迷。雖然過去我的身體狀況是如此的不堪一擊，但仰賴此療法，我獲得了現在的健康。容我冒昧，請參考我八十四歲時的身體檢查診斷書。（下頁圖表）

醫療機關名稱	1124 KAMORI醫療健檢中心 @舞松原
性別　　　　年齡	歲　　　月　　　日　　入外

姓名 平石 師祿

項目名		成績	基準值	
血清總蛋白	TP	6.8	6.5~8.2	g/dl
白蛋白	ALB	4	3.8~5.5	g/dl
A/G比	A/G	1.43	1.0~2.0	
蛋白分畫	白蛋白 ALB		58.8~72.8	%
	球蛋白 α1		1.9~3.5	%
	球蛋白 α2		5.5~10.0	%
	球蛋白 β		7.0~11.5	%
	球蛋白 γ		11.0~20.0	%
A/G比	A/G		1.40~2.50	
GOT	GOT	23	男10~33 女10~30	IU/ℓ
GPT	GPT	17	男10~40 女 9~30	IU/ℓ
LDH	LDH	306	250~490	IU/ℓ
ALP	ALP	238	140~350	IU/ℓ
γ-GTP	γ-GTP	24	男9~70 女6~40	IU/ℓ
LAP	LAP		40~80	IU/ℓ
CHE	CHE		100~230	IU/ℓ
蛋白質合成	ZTT	6.5	4~12	單位
脂肪代謝	TTT	2.4	0~4	單位
黃疸指數	MG		4~6	單位
總膽紅素	T-BiL	1.0	0.2~1.2	mg/dl
直接膽紅素	D-BiL		0~0.4	mg/dl
間接膽紅素	I-BiL		0.2~0.8	mg/dl
總膽固醇	T-Cho	188	130~220	mg/dl
高密度脂蛋白	HDL-C		40~80	mg/dl
中性脂肪	TG	105	50~150	mg/dl
磷脂	PL		140~250	mg/dl
B脂蛋白	B-LP		200~500	mg/dl
游離脂肪酸	NEFA		150~650	uEq/L
血清尿素氮	BUN	18.8	8~20	mg/dl
肌酸酐	CRE	0.9	男0.7~1.8 女0.5~1.2	mg/dl
尿酸	UA	3.4	男2.5~7.0 女1.5~6.0	mg/dl
Na	Na	143	135~150	mEq/L
K	K	4.6	3.5~5.0	mEq/L
Cl	Cl	104	96~110	mEq/L
Ca	Ca	9.2	8.0~10.0	mg/dl
無機磷	IP	2.8	2.5~4.5	mg/dl
鐵	Fe	149		mg/dl
TIBC	TIBC			mg/dl
UIBC	UIBC			mg/dl
CPK	CPK		男35~180 女30~130	IU/ℓ
醛縮酶蛋白	ACP		6.0~14.0	IU/ℓ
血清淀粉酶	H Amy	131	50~130	IU/ℓ
尿淀粉酶	U-Amy		50~800	IU/ℓ
脂酶	Lip		7~60	IU/ℓ
血糖(血清)		85	50~110	mg/dl
血糖				mg/dl
Hb A1	HbA		5~8	%
Hb A1 C	HbA:C		4.3~5.8	%

血脂肪 溶血
透析
★記號為一般的血脂肪，在溶血上升項目標記

依賴 03/12 No.0156
採樣　　月　日　福岡市醫師會
檢查 13年3月12日

姓名 平石 師祿

項目名		成績	基準值	
CRP	CRP(　)		(−)0~0.4	
RA	RA		(−)	
AS(L)O	ASO		160 Todd單位以下	
白血球	WBC	4400	4,000~9,00	
紅血球	RBC	454	男400~560 女360~600	萬個
血紅素	Hb	14.3	男13~17 女11~16	g/dl
血細胞比容	Ht	42.8	男40~50 女35~45	%
MCV	MCV	94	85~105	fl
MCH	MCH	31.5	28~35	Pg
MCHC	MCHC	33.4	30~36	%
血小板	Th	17.1	11~35x10	萬個
網織紅血球	網織紅血球數		2~24	‰
白血球分類	Mybl			%
	Pro			%
	My			%
	Mate			%
	Stab		0~10	%
	Seg	60	33~70	%
	Eo	2	0~5	%
	Ba	1	0~2	%
	Mo	6	4~10	%
	Ly	31	22~55	%
	ATP-LY			%

紅血球像　R像

全血比重	比重	男1.055~1.063 女1.052~1.060
血型 ABO	ABO	
血型 Rh	Rh	

依賴　03/12 No.0156
報告　13年03月12日

野一色蒸熱電療法的起源與發展 02

六十兆個細胞的再生

人的身上有六十兆個細胞，約每六個月為一個周期，會有一半細胞汰換再生，藉由連續的再生，防止老化與身體衰退變弱。如果這樣的再生功能被惡劣的環境條件影響，不僅會留下傷痕，疾病也將會變得不容易治癒，老化會提早報到。如果七八十歲細胞已完全老化，就是一個展露無遺的例子。若採用野一色蒸熱電療法，澈底進行活化細胞（如骨折，只要一到三天便能治癒）與特殊發汗（大量的出汗），將會讓人擁有無法置信的健康與活力，且長壽終老。

我就是驗證此說法的最佳證據。以前身體無比虛弱的我，現在一○五歲，就算入冬，身上也只穿著夏季服裝便足夠，完全不需要厚重的冬裝，寢室也沒有冷暖氣設備，快步行走四至六公里也幾乎不會感覺疲累。如果可以的話，我希望能保有現在這種狀態，直到生命的最後一天。

野一色蒸熱電療法的
應用與作用機制

一、基本療法

全身

　　以太極、氣功首重命門（生命的通道）、丹田（儲存真氣的主要部位）的原理（太極重命門，氣功重丹田），透過蒸熱與電氣同時刺激此二穴位，可打通任督二脈循環，促進人體血液與體液的循環，維持身體各種機能的正常運作。

　　進行治療時，把兩片電熱貼片分別黏貼於身體的丹田（肚臍下方約五公分處）和命門部位（尾椎骨上方約五公分處），將平流、感應電流作用到陰陽兩極與人體接觸而產生作用。陽極會讓神經興奮，使麻痺的神經和經絡恢復活力；陰極會抑制神經的活動，產生止痛、鎮靜神經的作用。當微電流流入人體時，可以按照自己能承受的狀況調整強度或溫度，一次治療大約三十至五十分鐘左右，逾時無害。

　　初期使用者，建議電流與溫度均由小程度開始嘗試，待身體適應後再慢慢調整，以避免電流太強或溫度過熱而造成不適。當微電流流入疼痛部位，刺激神經時，會使腦部對痛覺產生遲鈍，產生阻止疼痛的信號，並同時增強體內的各種臟器、組織的生理機能，進而激發人體的自然治癒力。

　　治療原理並非直接針對患部或體內的病原體，而是透過蒸熱電極的刺激，讓肌肉伸縮，增加血液流量與體內廢物的排除量。

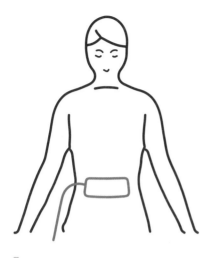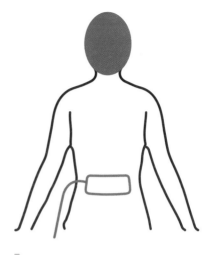

正極電熱貼片黏貼於身體前方的丹田位置（肚臍下方約五公分處，三指寬）。

負極電熱貼片黏貼於身體後方的命門位置（尾椎骨上方約五公分處）。

患部與其他身體部位的交替刺激

　　挫傷、扭傷、骨折、跌打撞傷等，這些幾乎都是直接接觸患部來實施療程，但若因為打石膏等原因而無法直接觸及患部時，則須盡可能的靠近患部進行治療。另外，要是能夠不侷限於患部，而是將全身各部位（背部、腹部、腰部）與患部相互交替的進行電療，會得到更佳的效果。

　　若因患部感覺異常，無法正常感受溫度，或感官傳導信息變差，則須長期實施療程，並將電流與溫度由小程度開始慢慢調整，且全程有人在旁陪同施做（約一天二到三次）。

二、特殊療法

　　若為下列疾病患者，則不同於其他症狀，其治療方式，以及必須特別注意的事項，彙整於下。

結核病

　　一般結核病經過野一色蒸熱電療法的治療，幾乎所有細胞及白血球等免疫功能都能得到活化，抗體變強，食菌及解毒作用會由弱轉盛，而且比以往出現更多滅菌的成效。其治療的結果，能促使菌體毒素大量排泄進體內。

　　為了盡量減少身體受到排出的結核菌的傷害，必須選擇以避開結核菌病巢的方式來進行治療。刺激與治療時間要從至少三十分鐘開始，在確認修復的情形之後，逐步增加療程份量。

風濕

　　風濕的症狀是以肌肉、關節疼痛為主，會影響身體的結締組織，是免疫系統損傷所造成的疾病。我認為其發病的原因，是血液性狀不良與荷爾蒙的關係，因內臟各種功能受到這些障礙的影響，在關節等處出現疼痛。

　　野一色蒸熱電療法以強化內臟為主，避開患部（即手與腳），

將重點放在腹部、背部、腰部，盡量減少患部釋出的毒素流入內臟，並在確認內臟強化之後，再慢慢的增加對患部實施療法。

與其他疾病相比，治療風濕需要兩倍以上的發汗療程。

糖尿病

使用野一色蒸熱電療法，會使全身的器官活動變得相當活躍，比如脈搏增強、變快，因此細胞會需要大量的葡萄糖，所需要的胰島素分泌量也會相對增多。不過，由於糖尿病患者本身胰島素分泌量不足的緣故，為了避免各器官勉強運作，而衍生出其他問題，所以必須謹慎調整電壓強弱，一開始可以稍微降低電流，並且將療程時間減縮至三十分鐘左右，然後再視情況慢慢增加。

> **注意**
>
> 很多糖尿病患者常伴隨著神經感覺麻痺，所以要小心避免導致燙傷，溫度也需調低一些，然後視狀況再調升。若仍有燙傷之虞，還是建議禁止使用本療法。

燒燙傷

凡是治療燒燙傷，一定要先冷卻患部，使之降溫之後才能治療。另一方面則在加熱通電後，緩緩增強電流，須持續操作一天的時間，直到症狀痊癒為止。依照這樣的做法實施幾天後，燒燙傷的痕跡就會逐漸消退。

三、動物（狗、貓、兔、牛、鳥、魚）及其他

甲、曾經針對狗、貓、兔等的足心部，牛隻背部、腰部、腹部，或是骨折、扭傷等受傷的部位進行療法。也曾對乳牛施予此療法，發現乳牛的出乳量會增加，壽命也因此延長。

乙、對小鳥實施的療法，是將細小銅線繞在電極一部分上頭，輕柔的在小鳥的腳上纏上布料並且沾濕，然後在上面纏繞連結電極的銅線。從零開始，緩慢的逐漸加強通電，必須仔細觀察，讓電流強度增加到小鳥會晃動身子的程度即可，然後持續三十至四十分鐘的療法。

丙、針對魚類則是將魚放入裝好水的洗臉槽，以魚身為中心點、夾住，使用電極並進行通電。電流強度由零開始，慢慢的逐漸增強，以能讓魚體往一端扭曲的程度下進行即可。

四、日本厚生省委託報告書 「野一色蒸熱電療法的特徵」

由厚生省委託，橫濱醫科大學教授同理學診療科、放射線科主任（醫學博士）檜物一三先生整理，命名為「野一色蒸熱電療法的特徵」報告書的內容如下：

野一色蒸熱電療法的特徵

甲、野一色蒸熱電療法是採取「特殊直流的脈衝波」。

乙、該治療所用的電極，盡可能在高溫、濕熱狀態下使用。

丙、雖然使用高溫、濕熱的電極實施療程，但是在腹部及脊椎整體內，或是在患部局部進行通電，其治療效果仍有所提升。

簡單來說，野一色蒸熱電療法的熱蒸氣電流，是其他療法無法相提並論的。

野一色蒸熱電療法臨床實驗調查（厚生省委託）

從昭和二十四年（一九四九年）十月二十四日開始至次年三月三十一日為止，接受實驗患者總數為五十八名，合計全案例施

行完成之累計人數為八十八名。治療次數與經過之紀錄詳情，另附表格如右頁。

甲、痊癒，意為症狀全部消失者。

乙、良好，意為症狀泰半獲得減輕者。

丙、不明，意為由於患者沒有持續到院，所以無法得知過程。

如果查看野一色蒸熱電療法的臨床實驗表，即可得知本療法有無成效並不是問題點，而是其對應症狀所獲得的療效，才是應該極力推廣，並賦予科學性的意義。

疾病類別	人數
神經疾病（脊髓性小兒麻痺、腦溢血後遺症、其他）	23
災害性外科（腰椎損傷、大腿骨折、其他）	9
消化疾病（胃潰瘍後遺症、胃遲緩、其他）	6
呼吸器官疾病（支氣管哮喘、其他）	3
運動器官疾病（間接風濕、其他）	3
內分泌及生殖器疾病（更年期障礙、生殖器障礙）	3
腹部以及下肢外科疾病（痔、脫肛、其他）	3
鼻疾患（蓄膿症）	3
癌腫（食道癌）	2
其他	3
合計	58

治療效果	人數	說明
痊癒	6	判定痊癒。
良好	26	89% 幾乎接近痊癒。
稍好	4	
沒有變化	7	大多患者均表示「有快要恢復的前兆」。
不明	12	接受一兩次治療後就中斷，所以不能確認治療效果。
不良	3	有兩例是治療範圍以外的末期食道癌及一例脫疽患者，在快要恢復的過程中出現生理反應，一時疼痛難忍，希望做外科手術而中斷治療。

03

野一色蒸熱電療法的應用與作用機制

野一色蒸熱電療法的作用機制考察

　甲、由於在熱作用的施行上，需要盡可能的使用高溫狀態的
　　　溫濕熱電極，所以賦予大量的熱量（能源）。
　乙、電極的刺激作用

　　雖然給予生物體的電力能源量是微弱的，但對身體末端的神
經亦能充分造成刺激。在濕熱與電極兩種作用的交替進行下，
能給肌肉帶來適度的攣縮，促進血管擴張，使體液的循環順暢，
為內臟器官帶來適當的刺激，使體內各種腺體的分泌旺盛，新陳
代謝功能變活躍，達到恢復疲勞、緩和疼痛的目的，並且活絡身
體的反應力。特別是對生物體，在提高免疫力或是增加白血球方
面，網狀內皮系統機能增強的結果明確可見。

厚生省委囑電療實施患者統計表

自昭和二十四年十月十日至昭和二十五年三月三十一日

姓名	年齡	病名	次數	經過	姓名	年齡	病名	次數	經過
河○由○子	17	神經衰弱	29	沒有變化	谷○百○子	23	顏面神經麻痺	2	不明
○田芳○	39	腦出血後遺症	42	稍有好轉	○山○三郎	45	食道癌	9	不良
小○○一	40	顏面神經麻痺	45	良好	齊○○○	57	間接風濕病	6	良好
○山○太郎	52	右腳第五腳趾挫傷	45	沒有變化	○崎○○	58	腦出血後遺症	49	良好
菅○源○	23	腰椎撞傷	17	良好	柳○○摩子	24	生殖器障礙	2	不明
○野○吾	17	大腿骨折	16	痊癒	○屋梅○	35	痔瘡	7	良好
福○武○	29	腰椎撞傷	15	痊癒	鍛○○治	26	腰腹神經痛	2	良好
○澤○雄	45	腰部撞傷	54	稍有好轉	○井利○	48	脫疽	14	不良
柳○萬	17	肺門淋巴腺炎	27	良好	相○○雄	14	尺骨神經麻痺	39	良好
○根○子	17	支氣管氣喘	35	良好	海老○浩	16	胃弛緩症	25	痊癒
椎○春○	40	左側足部撞傷	20	痊癒	○間○弘	19	蓄膿症	11	良好
○田○隆	4	脊椎性小兒麻痺	88	良好	星○輝	47	橈骨神經麻痺	25	良好
田○洋	2	脊椎性小兒麻痺	17	不明	○代○藏	41	肩背部疼痛	4	痊癒
○本○代	37	更年期障礙	6	良好	山○○之助	59	腦出血後遺症	12	良好
吉○米○	28	慢性胃炎	2	不明	○原武○	57	關節風濕病	6	稍微好轉
○根○○	43	慢性蟲垂炎	4	良好	宮○○長	41	左下腿部撞傷	1	不明
齊○清○	30	寒冷性蕁麻疹	15	良好	○川○重子	42	肩背部疼痛	1	不明
○浦○孝	4	脊椎性小兒麻痺	24	沒有變化	石○準	33	末梢血液循環障礙	1	不明
高○延○	25	蓄膿症	2	良好	○井○子	44	幽門狹窄	1	不明
○村○子	33	多發性神經炎	1	不明	▲○○博士	67	畸形性關節炎	2	沒有變化
今○敏	40	阿基里斯腱斷裂後遺症	2	良好	▲○○博士	50	胃痙攣	60	良好
○井○	14	夜尿症	9	良好	▲○○博士	40	脫肛	3	沒有變化
半○○代	33	腰痛症	6	良好	▲○○○○○	57	胃潰瘍後遺症	24	良好
○務努	49	假性氣喘	14	稍有好轉	▲○○○○	32	腰痛症	1	良好
海○名美○子	3	上眼瞼下垂症	3	良好	▲○○○○	42	肩背部疼痛	3	良好
東○貞○	21	上顎蓄膿症	2	不明	▲○○○○○	55	腰痛症	9	沒有變化
藏○勝	48	顏面神經麻痺	4	痊癒	▲○○○○	66	腰痛症	1	良好
○村○廣	61	左大腿撞傷	4	沒有變化	痊癒 6		不明 11		實施患者 58
加○一○	22	四肢冰冷	1	不明	良好 27		不良 3		人延數 855
○崎○○	54	更年期障礙	35	良好	稍微好轉 4				▲記號為醫院內患
松○林太○	61	食道癌	8	不良	沒有變化 7				

〔註〕本表為昭和二十五年六月底，由橫濱醫大提交給厚生省之Ｎ式（野一色）電療調查報告書的其中一份。

彙整上述調查，得到以下結論：

甲、野一色蒸熱電療法是無害的。

乙、野一色蒸熱電療法在選擇針對適應性施行療法時，確實是有效且出色的民間療法。

丙、以科學例證而進行的研究課題。

    1. 針對網狀內皮系統的作用

    2. 針對交感神經的作用

    3. 對造血機能的作用

    4. 對內分泌腺的作用

    5. 對異常蛋白質的作用

上述五項經過縝密的調查，以科學為根據，擁有堅固確切的驗證。

（以上資料取自一九五〇年橫濱醫科大學教授同理學診療科，
由放射線科主任醫學博士檜物一三先生發表）

五、野一色蒸熱電療法的健康效果

對人體健康的保健效果

雖然並非患有疾病，但對於業務繁忙或埋頭苦讀準備考試的莘莘學子，以及熬夜加班的工作者，在消除疲勞、恢復體力、提高競技效率，甚至解決飲食過量後的不適等狀況，野一色蒸熱電療法確實具有其成效。如採取全身療法的方式，通常在四十分鐘的療程後，即可體驗到極佳的生理反應效果：

（一）在皮膚的表面上，會因為微血管擴張而出現充血現象，意即因為血液循環（包含淋巴灌流）有顯著的改善，所以能全面性消除疲勞，也會煥發出有精神、有活力的光采（此為客觀觀察現象）。

（二）改善脈象。可將不規律的脈動，調節到幾乎完全平整穩定的狀態，氣血虛弱的虛脈也能轉虛為實。脈搏數將會降低五至十％的範圍。

（三）血壓會獲得改善。一般來說，幾乎和脈搏數的降低程度相當。

（四）全身會感覺到舒適的溫熱感，溫熱感會持續好幾個小時（此為自覺現象）。

（五）身體會變得輕快。會覺得動作較輕鬆、無負擔，並能維

持半天至一天的時間（此為自覺現象）。

（六）會立刻產生空腹感。在接受治療後，會覺得進食變得相當美味可口（此為自覺現象）。

（七）睡得好。能擁有深度睡眠，翌日早上起床會覺得神清氣爽、身體輕快。

（八）排便狀況會變好。就算為便祕所苦的人，在療程隔日都會因為排便太過順暢而吃驚。

（九）在療程過後，接受治療者會因為覺得口渴而要求茶水，尿量也會增多，但即使不攝取水分，尿量也會增加，可見療程有助改善泌尿機能及身體體液的性狀。

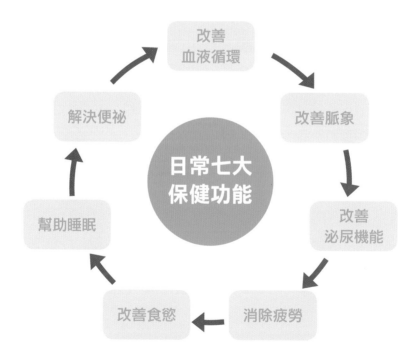

對疾病患者的健康效益

（一）活化末梢神經微血管的機能，並調整脈搏

　　溫熱刺激會促進末梢微血管的擴張，增強血流輸送。因此，可以減輕心臟的負擔，進而調整脈搏次數。

（二）降低血壓

　　因為末梢神經微血管機能活化，所以心臟無須釋出較大的壓力，便能將血液輸送至微血管，因此血壓會下降。

（三）促進食慾

　　對胃腸進行刺激時，會促進胃酸與腸液的分泌，加速胃腸蠕動，因此有顯著的促進消化（胃部的消化時間會縮短一半）並大幅增加吸收。在腸胃運作變佳的同時，也會在全身各部位激發顯著的分解代謝作用，當原本積存於體內的能量被消耗掉之後，身體必然會發出需要補充能量的訊號，如此相互影響之下，達到促進食慾的效果。

（四）有效退燒

　　為了對抗病灶，人體呈現的生理反應就是發燒。野一色蒸熱電療法因為給予刺激而使生理機能亢進，因此人體會加劇抵抗引起發燒的源頭。由於能迅速克服病灶，所以退燒的成效亦佳。

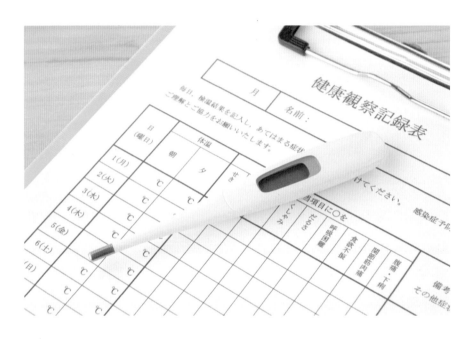

（五）改善排便

　　便祕是因為腸蠕動及其他生理運動處於異常亢奮狀態，使得腸內溶液過度吸收所引發的結果；腹瀉則是因為腸內發酵或因為食物中毒等因素，而人體內部為了稀釋毒素、減緩刺激，導致腸液過度分泌的結果，兩者都是因胃腸的生理機能異常所引起。野一色蒸熱電療法能改善腸道機能，解決造成便祕與腹瀉的主因，進而改善排便狀況。

（六）改善貧血

經過治療，胃幽門部位以及腸道中促進造血物質的生成機能會獲得提升，且經由大腦傳遞的訊號，刺激骨髓淋巴腺與其他造血器官功能，可增加血液，貧血的狀況因而獲得改善。

（七）消除手腳冰冷問題

手腳冰冷是因為血液循環不良所引起的症狀，特別是在下半身會出現發冷畏寒。但真正造成手腳冰冷的原因，多半出自腸道問題、婦科方面的貧血或瘀血所引發。透過治療可使血液循環回復正常運作，解決手腳冰冷的症狀。

（八）擺脫倦怠感

疲勞素在體內累積堆疊會使人體產生倦怠感。接受治療之後，刺激生理機能可加速血液循環，就能有效分解疲勞素（主要是乳酸），使其大部分轉化為有用物質（葡萄糖化），且將多餘有害的老廢物質排出體外，進而有效減輕倦怠感。

（九）消除浮腫

因心臟或腎臟機能衰退所引起的浮腫，多半無法靠一般的療法來消除。若為心臟引起的浮腫，只要透過野一色蒸熱電療法的治療，可活化末梢神經微血管機能，增強淋巴液的灌流，便能立即消除浮腫。

如果是因腎臟問題所造成的浮腫，由於體液中含有大量須仰

賴腎臟進行過濾的尿液成分，如不稀釋這些成分便無法去除浮腫，所以在進行療程時須配合大量水分攝取，才能改善體液性狀，進而解決浮腫的問題。

（十）消炎

因為生物體細胞自身的破壞產物，或因入侵細菌所引發的毒素作用會造成發炎。面對此種狀況，生物體本身就具備了自然吸收或中和的機能。但透過療程能加速機能的運作，使發炎症狀迅速消失。

（十一）改善睡眠

失眠幾乎是絕大多數患者共通的問題，造成失眠有手腳冰冷、眩暈、神經衰弱、疼痛、貧血等各式各樣的因素。一般認為，體內所產生的毒素刺激腦部，從而使人陷入失眠狀態。藉由野一色蒸熱電療法可以中和毒素，消除腦部遭受刺激的成因，從而獲得改善睡眠品質。

（十二）有效消除或舒緩疼痛

造成疼痛的原因種類繁多，一般在某些固定病變所引起的狀況下，比方說神經痛，若不根治其病灶，疼痛就不會消失。即使無法立即直接、全面性治癒病因時，透過野一色蒸熱電療法的療程，都能漸進式的改善病症，減輕疼痛感。內科疾病患者，或撞傷、骨折、割傷、燒燙傷等外科患者常有的痛楚，大部分是因為

毒素在細胞中作用引發炎症，多半也都會刺激到神經。由於這類毒素通常會持續產出，若不排除毒素來源，就無法消除疼痛。針對這類病例，在每次的治療中因毒素得以中和，一時性的疼痛因此就能緩和或消失。經過多次療程將病因完全除去之後，疼痛也就能隨之消失。特別是因跌打損傷所造成的疼痛，只要經過幾次療程，就能完全治癒，浮腫也會一一消退。

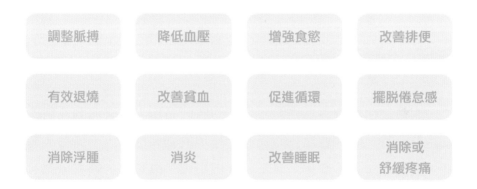

對疾病患者的健康效益

調整脈搏	降低血壓	增強食慾	改善排便
有效退燒	改善貧血	促進循環	擺脫倦怠感
消除浮腫	消炎	改善睡眠	消除或舒緩疼痛

讓細胞處於亢奮的待機狀態

　　採取野一色蒸熱電療法所得到的症狀改善，以血液（包含淋巴）循環最為顯著，並且能帶動關聯細胞機能的運轉。由於改善血液循環能影響全身，全身各機能也會因而增強。一般常見之血液循環改善的治療，遠不如本療法所能達到明顯促進全身機能的

效果。早在血液循環改善影響遍及全身之前，因為療程中的刺激作用，讓全身細胞處於亢奮的待機狀態。而這種待機狀態就像導火線，等到改善循環，獲得充足的血液供給，自然能促進各個器官，開始發揮自身的功能。

由於觀點不同，有些人或許認為，野一色蒸熱電療法的刺激單純具改善血液機能的效能，但實際上並非僅止於此，它可以同時綜合各種刺激，以達到最強作用，尤其是改善血液循環所帶來治療效果。多元的刺激作用，使細胞進入亢進的待機狀態（空有待機狀態並不具任何意義），加上強力血液供給，進而獲得循環改善與生理機能的充實，被證實是有效的自然治療。

讓再生力發揮強大成果

大量排泄體內有害物質，良好的血液循環，改善血液性狀與細胞活化等，諸如此類自然良能所呈現的強大成果，十分令人驚訝。換言之，急性疾患、骨折、挫傷扭傷、撕裂傷、跌打撞傷、燒燙傷等都能即刻（一天至數天內）治癒，而且受創患部也應該會因為再生力、治癒力發揮作用，使患部痕跡淡化消失。

一般認為被破壞的細胞，如同遭受祝融燃燒的房子，已經沒有完好的建築材料可供利用進行重建，這是因為細胞減少、損耗、甚至出現了毒素，阻礙生物體的復原，妨礙血液循環的運轉，無法引入再生過程中所需之物質，導致完全康復以前，須耗費許多時間並且留下疤痕。但實際案例告訴我們，並非如此。

一位住在福岡市的七十九歲的男性，三根肋骨斷裂，但經過一小時的療程後，即使激烈咳嗽或進行上半身伸展運動，也完全不會感覺痛楚。這是使用其他療法難以達到的成效，也是自然治癒力所展現出的強大效能。

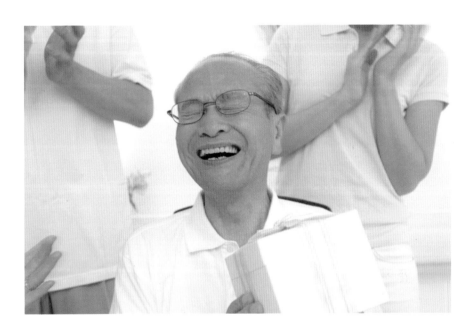

澈底淨化身體，與慢性病說再見

透過野一色蒸熱電療法，上天賜與我們的自然治癒力，具體展現其威力。因為細胞的活化與強而有力的血液循環，使消毒、殺菌、再生機制能即刻運行（能因而除去障礙物質），所以效果立竿見影。對於深受各種慢性病所苦，身體老化，卻仍想維持良好精神狀態的患者，或愛美女性來說，絕對是一大福音。

一旦強化人體之後，營養、氧氣與荷爾蒙等吸收變好了，那麼體內有毒物質、異物等就同時會被強制排泄掉。當身體排出少量有害物質時，或許沒甚麼明顯感受，但當身體排出深層內部頑強攀附的有害物質時（好轉反應），就會有明顯的感受，特別是數量變多時，生理上會出現變化，例如出現頭痛、身體沉甸感、發癢、發睏、女性下體排出異物等。若沒有出現這些反應，則不會察覺到異常，還會因此持續接受不好的影響，終至結成惡果。所以，澈底做好體內淨化是絕對必要的。

野一色蒸熱電療法的
臨床實例

一、患者自述的實例

被醫師宣告雙腿截肢（糖尿病）

山川　久光　七十八歲　福岡市

我在五十歲的時候，突然一陣暈眩便不支倒地，後來被救護車送到醫院，結果因為血糖值升到五百，即刻住進醫院。因為被診斷為糖尿病，所以採取在蔬菜上淋醋的飲食療法，還有步行的運動方式，之後血糖值下降到兩百二十，糖尿病病情趨於好轉。

四年前，我的腳趾頭因幾乎全都化膿而接受手術。但在平成十三年（二〇〇一年）九月，雙腳腳踝以下部分又出現壞死，醫生宣告除了切除兩腳踝下方部分，無其他治療方法。當時我心裡想，既然沒有辦法，那只好放棄，但又覺得反正怎樣都沒差別，就最後再賭一把試試看，所以接受了野一色蒸熱電療法的治療。當時我已做好準備，要是這個方法也沒效，就接受手術。

從平成十三年十月九日開始，每天進行一個半小時的療程。實行幾次後，我的身體狀況好轉，也能感覺到雙腳的情形逐漸獲得改善。在進行到第四次療程時，因為已經有了信心，所以去醫院檢查。醫生告訴我說：「雖然令人不敢置信，不過病情已經得到控制，現在沒有截肢的必要了。」我的血糖

值也從一開始治療時的兩百六十一，到了第四十次時，降到九十一。

　　要是那時候沒有使用野一色蒸熱電療法治療的話，我現在應該是雙足已截肢了，一想到這點，真的非常感謝這個療法。其他跟我有相同狀況的人，相信在體驗過一次後，應該都能理解我的感受。

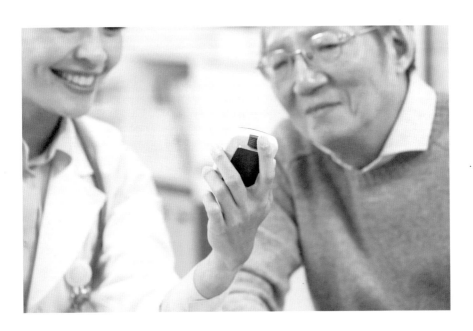

親身見證療效並決心投入（頸部揮鞭症）

增見　祐二　四十八歲　北九州市

　　在我讀高中時，騎腳踏車上學的途中，因為前方的汽車緊急剎車，反應不及之下，頭部撞了上去，全身受到重度衝擊，

陷入昏迷狀態。在醫院醒來，恢復意識後，發現得了嚴重的頸部揮鞭症，四肢麻痺、腦袋沉重、毫無食慾、失眠、便祕、全身軟沉、有倦怠感，那真是一段非常難熬的痛苦時光。我一開始是在九州大學醫院，接受一連串各式各樣的治療，但病情不見起色。最後，在緊急且毫無選擇的情況下，接受了野一色蒸熱電療法。

一開始好像有效果，又好像沒什麼作用。也就是說，有時候覺得身體變得輕鬆多了，有時候又覺得退回到原本的痛苦。身體狀態就這樣反反覆覆、時好時壞。大概過了三個月之後，身上的各種症狀開始呈現好轉，半年、八個月，一直到過了十個月，才明確的恢復與好轉。那些在大學醫院或使用其他治療法也無法治癒的症狀，一一消失無蹤，還給我一個健康身體的，就是野一色蒸熱電療法。

這件事對我的人生造成很大的影響。在那之後我決定放棄升大學，轉向朝野一色蒸熱電療法的道路前進。我加入了全國醫術協會，目前正著手展開野一色蒸熱電療法醫療院所的工作。現在，我以一個過來人的身分，深刻理解受疾病所苦的心情，透過自己親身經歷、實際體驗的過程，實踐活用這樣的醫療方式。

醫院宣判無恢復希望，現已恢復再度就職（腦梗塞）

匿名　七十三歲　福岡市

平成七年（一九九五年）二月開始，我偶爾會腦筋一片空白，然後就什麼都記不得。一年後的二月九日，我突然陷入昏迷，被救護車送往福岡大學醫院並緊急住院，但不管在醫院待多久，狀況也不見好轉，於是九月二十九日出院返家。從醫師的立場看來，已判定我的情況並無好轉可能。

十月五日，我被家人帶到野一色蒸熱電療治療院所。當時我的手腳無法自由活動，亦無法獨自上下樓梯，必須由妻子輔助幫忙移動，甚至連皮帶、領帶也無法獨力繫上。我的療程內容為全身療法，每天進行一小時。經過半年，我已經能夠獨力完成許多事，並嘗試像平常人一樣自行開車，這帶給了我極大的自信。我開始更進一步的試著喝一點點酒，品嚐酒的美味讓我欣喜萬分。

我逐漸將駕駛距離拉長，一個月後，我幾乎已經恢復到如過往健康時的狀態。接受療法一年之後，我已恢復完全健康，並且重新回到工作崗位。

野一色蒸熱電療法的臨床實例

一年內，完全治癒嚴重的皮膚炎（異位性皮膚炎）

高橋健次　三十五歲　旭川市

大學畢業後，我任職於福岡市的中學。當時講課、授課、指導學生等各種重責與龐大壓力，嚴重影響身心，使得我的異位性皮膚炎趨向惡化。不管去了幾趟醫院，症狀不見好轉，甚至不斷惡化，身體嚴重發癢、發痛，學生常因為我的症狀覺得不舒服而紛紛走避。到後來，我因為無法正常工作而離職。

一位學生家長因為女兒的病症獲得治癒，介紹野一色蒸熱電療法給我認識。我每日花兩小時，積極的接受治療。努力終會有回報，一年後，我全身乾癢、脫皮、龜裂、毫無生氣的重症皮膚炎完全康復，並於平成十二年（二〇〇〇年）於北海道旭川近郊的中學就職。現在就算是零下十度 C 的寒冷，我皮膚也能承受得住。我對自己的身體狀態有了自信，現在的人生，每天都充滿希望與愉悅。

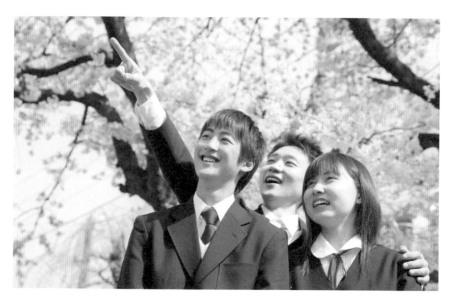

二、內科病症的臨床實例

此外，還有許多其他患者反應，因為做了野一色蒸熱電療法，血液得到淨化的結果，提升了自然治癒力，疾病就痊癒了，因此非常感謝。我從中取幾個病症案例介紹如下：

原子彈爆發後遺症

這部分有很多事例，詳情請參照第五章「原子彈爆炸後遺症的一次性低週波電療法 —『根據野一色療法之治療實績』」。

白血病

男性　五十七歲　福岡市

白血球十萬　　　○○醫院住院中			
由於家屬強烈的要求，院方不得不准許了病患接受此一醫療法。 療法開始於平成四年（一九九二年）七月十七日			
第一天	七月十七日	白血球 100,000 最高體溫 39.3℃	600 萬單位的干擾素
第二天	七月十八日	體溫 39℃	
第三天	七月二十日	白血球 70,000	
第四天	七月二十一日	白血球 66,000	
第五天	七月二十二日	體溫 37℃	
第六天	七月二十三日	體溫 36.9℃	

第七天	七月二十四日	白血球 53,000	
第八天	七月二十七日	白血球 28,000	
第九天	八月一日	白血球 18,000	
第十天	八月八日		
第十一天	八月二十日		一天施打 600 萬單位的干擾素
第十二天	八月三十一日	白血球 15,000	停止施打干擾素
	九月九日		出院
	九月十四日		復職
	十一月十二日	白血球 13,000	
	十一月二十八日	白血球 8,000	

　　院所提供的到府治療，從七月十七日開始到八月三十一日止，為期十二天（十二次），由於這樣的次數並無法獲得足夠的治療效果，所以教導患者的妻子在家施行療法的方法，並要求盡可能的實行多種療法。

心臟疾病（心肌梗塞）

女性　二十八歲　長崎市

　　無法自行如廁的重症患者。

　　患者是院所附近的居民，所以每天晚上到府治療，七個月療程之後，已能從事家務及購物等活動，並且都已回復到與一般人無異的狀態。

惡性貧血

女性　三十六歲　福岡市

再生不良性的貧血患者，於當地的〇〇醫院住院中。

患者需要一週進行一次輸血，以相當辛苦的方式維持生命，且別無他法。通情達理的院長想方設法思索尋求其他良好的治療手段，因此這位女士的丈夫來到院所，希望我們前往醫院病房治療。我們指導患者的先生如何施行療法，每天花五個小時治療。患者於半年多之後得以治癒，不再需要輸血，順利出院了。至今已過了十五年，該名女士仍然非常的健康。

高血壓、低血壓

跟其他疾病相比之下，血壓疾病問題擁有較多的治癒實例，所以不一一列舉。患者均仰賴血管及全身細胞的強力淨化作用，或依靠血管自體的再生能力而獲得治癒。

野一色蒸熱電療法的臨床實例

使用心臟節律器第六年的患者

男性　六十一歲　福岡市外

　　患者六年前曾陷入發紺、全身泛土黃色的病危狀態，雖然經治療救回一命，但必須使用心律調節器，過著不安的生活。

　　平成六年（一九九四年）二月到七月期間，他接受了野一色蒸熱電療法的治療而復原，重拾自信、健康的身體。適逢更換心律調節器的時期，醫師判定已經不需要使用。

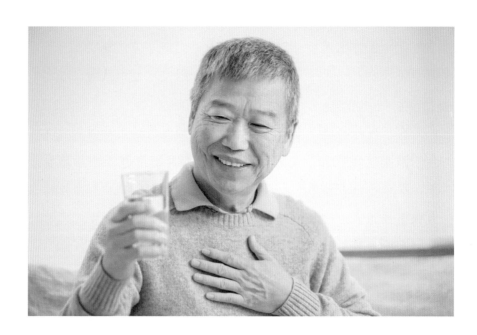

胃潰瘍與胃息肉

男性　五十六歲　福岡市

賁門部（胃）有惡性潰瘍並且出現一公分大小的胃息肉，經○○大醫院診斷（胃視鏡），必須進行切除。

每天到院所實施療程，三個月後，不適症狀全部消失，身體感到無比爽快自在。再次回醫院接受檢查，潰瘍跟胃息肉已經消失無蹤，就連醫師都感到不可思議。

胃癌

男性　七十八歲　福岡市

在市內外科醫院中被診斷為胃癌，因為太過虛弱而無法進行手術（在大醫院）。

雖然當時放棄治療，但抱著一絲希望而嘗試了野一色蒸熱電療法。在家人的協助下，每天於自宅進行五個小時以上的療程。七個月後，患者全身症狀與食慾等各方面已有十足好轉，於是回到同一間醫院再度接受檢查。院方原本還以為他已經不在人世，於是當下立即安排進行手術。所幸，病灶並無出現轉移。更教人驚訝的是，由於是重大手術，原本預備輸血用的血漿，卻完全沒使用上，手術就已順利完成。

糖尿病

治癒的病例非常非常的多，於此不一一列舉。

便祕

女性　二十八歲　福岡市

一個月都沒有排便的極度嚴重便祕（大腸沾黏）。

大學醫院允諾患者接受手術便能治癒，然而手術過後並未治癒。醫院承諾第二次一定能夠治好並且康復，結果術後情況依舊。患者在進行第三次手術之前，強烈要求醫院務必將病症治好，最終接受了第三次的手術，但情況仍然未見好轉。原本以為該院是西日本地區最厲害的醫院，應能寄託，可是病情卻膠著毫無突破。

便祕、頭痛、肩膀痠痛、手腳發冷、皮膚乾燥脫皮、全身無力等類的症狀沒有一項消失。相信醫師說的話，結果換來痛恨現代醫學的下場，患者每天與痛苦為伍，悲嘆自己的命運宛如深陷地獄。

在每天進行野一色蒸熱電療法六個多月之後，排便順利並感覺脫胎換骨、宛若新生，每天如廁都通體舒暢，終於重拾笑顏，擁有幸福與喜悅。

類風濕關節炎

女性　六十五歲　長崎縣大村市

多發性全身關節炎，雙手雙腳完全無法動彈，臥病在床，就連自行翻身也辦不到。幸好，該女士就居住在院所附近，每天早晚兩次進行治療，七個月後，諸如家務、購物等活動已與健康者無異。

肺結核

男性　三十八歲　福岡市

因肺結核三度咳血，休養保持安靜：三度。（可參照結核預防會所制定的安靜度表，重症者的安靜度為一度，健康者的安靜度為八度）

經過每天兩次，為期六個多月的治療之後，患者已經完全康復。

腎衰竭

女性　六十七歲　福岡市

醫生確診必須進行人工透析法（洗腎），但患者在開始洗腎之前，抱著嘗試的心態接受野一色蒸熱電療法。原本患者的尿量很少，開始治療後尿液變多，治療過程中幾乎沒有發汗，

野一色蒸熱電療法的臨床實例

也能很順暢的解尿。由於患者的病情有十足的好轉，最後便回絕了洗腎的建議。

氣喘

女性　二十五歲　福岡市

天生患有氣喘，而且腸胃非常虛弱的纖瘦體質。一年到頭，氣喘頻繁發作，曾數度陷入危急狀態，並嘗試過各式各樣的醫療方式仍未見起色。到院所接受治療，歷經一年多的治療之後，患者的氣喘得到根治。停止療程之後，迄今已有十五至十六年，患者未再發病。

一般在氣喘發作時，大約接受六十分鐘的療法便可鎮定下來。另有其他患者所需要的時間更短，大約只要三十至四十分鐘，氣喘發作便能獲得控制。

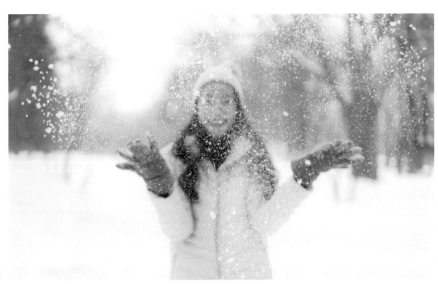

三、外科病症的臨床實例

肋骨骨折

男性　七十九歲　福岡市

在家中跌倒，右側三根肋骨骨折。經過一個鐘頭的治療之後，即便咳嗽或進行運動也不會感覺疼痛。為了謹慎起見，傷者持續進行了三天的治療。

鎖骨骨折

女性　競輪賽（場地自由車）選手

由於摔車造成鎖骨骨折。經過一天的治療之後，重新展開練習。但為了謹慎起見，傷者仍持續進行了為期三天的治療。

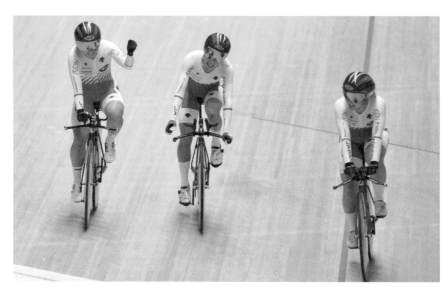

右腿踝骨折（前腳）及腳趾尖端化膿

類小型犬、兩歲大　東京都

　　小狗右前腿踝骨折及腳趾趾尖化膿，因為疼痛而嗚嗚的哀鳴著，全家人整夜難眠。接受野一色蒸熱電療法二十分鐘後，小狗兒香甜的睡去。持續接受四十分鐘的療程後返家，當晚全家人得以安寧入睡。隔天早上，化膿、骨折處已經治癒，小狗已能在室內活潑亂跳，飼主特地打電話來告知情況。

殘留彈片

男性　三十四歲　長崎縣

　　第二次世界大戰在緬甸戰線遭到敵軍手榴彈攻擊，雙腳有九個部位受傷，於野戰醫院取出碎彈散片，但右膝內側仍有碎片無法摘除而殘留在裡面。多年過去了，早已忘記腳部留有碎片的事情。因胃潰瘍接受野一色蒸熱電療法，在治癒的同時，從右鼠蹊部排出小指大小的黑色豆渣碎片。

婦科局部刺傷

英國籍的年輕婦人　澳洲　雪梨市

　　被樹枝刺傷，婦人局部出血甚劇、激烈疼痛。在實施兩小時的療法後止血、症狀穩定，治療三天後痊癒。（筆者居住在長崎

市，此為根據朋友居家使用野一色蒸熱電療法的經驗分享。）

裂傷、大量出血、劇痛

女性　六十四歲　福岡市

在自家陽臺被石頭角緣割傷，右腳脛骨上出現縱向約十二公分長的傷口。傷者出血量多、因劇痛而臉色慘白。在實施療法後立刻獲得鎮痛、止血效果，單一次三小時的療法即治癒，兩個月後完全看不見傷痕。

出血

女性　約五十歲　長崎縣大村市

婦人的下唇被一條狼犬咬出了兩公分大的傷口。事發後，婦人傷口大量出血、伴隨劇烈疼痛。經由使用患部療法的緊急處理，三十分鐘後得以止血、鎮靜。

手術痕跡

只要澈底實行本療法，手術的痕跡（蟹足腫或凹陷處）及傷口等幾乎都可治癒。每天一到兩個小時治療時間、為期六個月到一年左右，即可消失大半。只要靠後續的努力，就會讓傷痕完全消除。

四、婦科病症的臨床實例

　　對婦人特別重要的健康議題包括心臟、血液、荷爾蒙。

　　在生理期間、懷孕期中、產後，不論是心臟或血液都具有極重大的影響。對於母親或所誕生的孩子而言，母親的精神與血液都與孩子息息相關。

　　諸如生理痛、月經不順、更年期障礙等困擾，野一色蒸熱電療法有非常多的治癒實例。

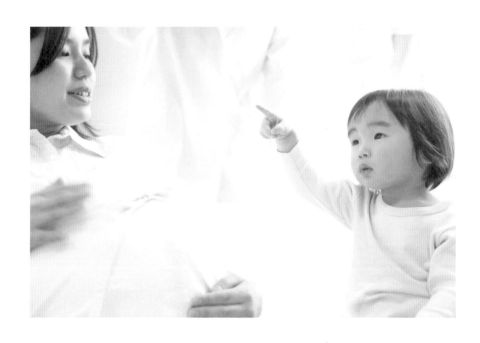

五、其他病症的臨床實例

異位性皮膚炎

男性　國中老師　三十歲

　　患者由於皮膚炎相當嚴重而失去了工作，經澈底的治療後痊癒，並且再度就職。

　　　　　　　　　　　註：血液循環變好時，且血液獲得淨化，而達成治癒效果。

腰部變形（極度的腰部扭曲變形）

男性　七十九歲　福岡市東區

　　患者屬於最嚴重的變形，前傾四十五度左右，沒有拐杖支撐便無法步行。

　　持續積極的治療與踩四股（相撲中將腳往左右張開，重心放低，接著將手插腰上把腳往上抬起，然後用力踩下，換另一隻腳重複同樣步驟的動作），一年的治療之後，不靠拐杖也能像一般人正常行走，還能從事最熱愛的釣魚活動。

　　原本已經放棄希望的腰部，居然可以恢復到完全意想不到的狀態，即使是高齡者也能因為努力並認真的持續進行療程，然後得到絕佳復原效果，患者十分感激。

中毒

①農藥巴拉松（現已禁止使用）中毒

男性　五十一歲　島原市

一九五二年時，昏迷、重症的農夫由兩位醫師檢測雙手脈搏，使用兩臺機器進行療法。歷經五個小時的治療，中毒的農夫在大量發汗後恢復意識。坐在布座墊上的他，顯然對甦醒、恢復正常而感到慶幸。經過一次治療，中毒現象便已治癒。六個月後，當時中毒的農夫在執行農務作業時，與我再次見面，他執起我的手，深表感激。

②食物中毒

女性　四十一歲　福岡市外久山町

平成五年（一九九三年）春天，從沖繩旅遊返家後全身發紅、發燒、腫脹、頭痛、並且感到全身虛脫無力。來診療院所後，施以兩個小時的發汗療法，兩天之後就幾乎痊癒了。為保險起見，患者持續進行了三天的療法。

③油漆中毒

男性　十一歲　長崎市

長崎市最盛大的祭典活動中，擔任表演主角的是小學五年級男生，在排演時因長時間接觸祭典道具上所塗的油漆而中毒，全身（尤其是臉龐），出現紅腫現象，而且伴隨高燒。為了能趕上三天後的正式表演活動，採用了兩個小時的發汗療法，兩天後大致恢復，於第三天早上做完療程後，小男孩完全康復，趕上了活動表演。

④瓦斯中毒

金絲雀　福岡市

染料店所飼養的寵物金絲雀，在一坪半大小的房間中，因為瓦斯中毒倒臥、翻白眼。雖然飼主認為寵物應該已經死掉了，但還是特地帶到院所來，希望嘗試為其施行治療。經過四十分鐘的療程之後，鳥兒醒了，站在飼主手上，完全恢復了生命力。在場目睹治療經過的四、五個人，都因此感動落淚。

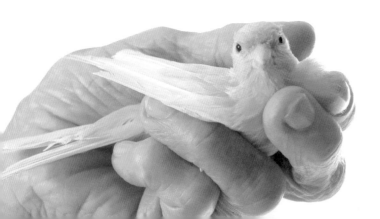

⑤蜈蚣咬傷

女性　四十一歲　福岡市外久山町

因為輪值掃街活動，被約莫二十五公分長的巨大蜈蚣咬傷右手大拇指，指根內側嚴重腫脹、劇痛、面容痛苦。經兩個小時的發汗療法與局部治療後，患部腫脹與痛楚已全然消失、康復。

右肩、右肘關節炎

前職棒投手　二十五歲

右肩、右肘關節炎的緣故引發劇烈腫脹，甚至影響整隻手臂，完全無法投球，成績一直停滯在十七勝投。經一個月的治療後康復，進而再攻下六個勝投，總計二十三個勝投，成為當季最多勝投數的投手。在第四球季結束，回到自己的故鄉四國後，還送來感謝狀。

食鹽水注射

這是發生在我從外地歸國返鄉後，短暫時期於摯友醫院中開立診療院所時的事。一九四九年春天，一位重症病患注射了食鹽水之後卻產生排斥，出現無法吸收的症狀。在併用野一色蒸熱電療法之後，立刻吸收注射的食鹽水，體驗了與醫療合併施行的顯著效用。

腰痛

這也是本療法最適用的其中一項病症，於此不多做例證說明。

鼻竇炎、中耳炎、外耳炎、扁桃腺炎、齒槽膿漏

接受過一次手術卻沒能治好的鼻竇炎患者，經過野一色蒸熱電療法數個月後，完全康復。

另外，也有牙醫的妻子來接受齒槽膿漏治療，順利康復的病例。

皮膚疾病

患者因為接受治療使得血液循環變好，血液因而得到淨化，皮膚相關疾病都因此康復了。

六、禁忌、須注意以及無效的病症

　　雖然野一色蒸熱電療法對大多數疾病症狀皆有效果，但在下列的狀況下，不但無效，而且還十分危險，不建議使用此療法。

禁忌之病症　子宮外孕、急性蟲垂炎（盲腸炎）（慢性的盲腸炎可治癒）

須注意病症　重症高血壓、重症低血壓、重症心臟疾病、重症糖尿病、重症肺結核、重症腦障礙靜脈瘤、重症高眼壓

無效之病症　蛀牙、骨頭僵硬的關節風濕、脂肪瘤

我提倡野一色蒸熱
電療法的信念

一、原子彈爆炸後遺症治療的啟發
　　（放射線傷害）

　　我曾經為原子彈爆炸後遺症的患者做過治療。聽到這句話，大家可能會覺得很震驚，但這是事實。大家都知道，我曾經任職於中國天津市的滿州鐵路辦事處，當時從片山醫師那裡學會了野一色蒸熱電療法。回國後，我在長崎開設一家野一色蒸熱電療院所，在那裡開始替原子彈爆炸後遺症患者進行治療。

　　從醫學角度來看，原子彈爆炸後遺症可分為兩種情況，一種是原子彈爆炸時，遭到紅外線以及核爆衝擊波的強風襲擊，致使外傷而顯異常；另外一種是原子彈爆炸後，因暴露在光線直接照射中，或爆炸產生的放射塵的輻射所造成的。這兩種後遺症有很大的差異，前者是原子彈爆炸導致燒燙傷異常瘢痕，後者是造血功能障礙、內分泌功能障礙、白內障等症狀，而且大部分患者都是在爆炸結束後才發病的。

　　關於後者所造成的危害，累積過往在臨床、病理學上以及其他研究成果，我們雖然已知引發病狀的成因，在治療上也不斷的改善，但核爆距今已經七十餘年了，原子彈爆炸後遺症的輻射線傷害，至今仍然沒有完善而確實的治療方法。

原子彈爆炸（輻射線）的危險性

一九五四年，美國在比基尼島氫彈試爆的第五福龍丸事件；一九八六年，車諾比核能發電廠爆炸事故；一九九九年，日本發生東海村輻射能外洩事件等等，諸如此類因輻射能造成的死亡不計其數。

二〇〇一年，美國世貿中心、五角大樓發生的恐怖事件驚悚人心。第三次世界大戰的核戰、原子彈爆炸的威脅籠罩著全人類。假如飛機的攻擊目標是核能電廠，人類又將會遭受怎樣的滅頂之災呢？身處唯一經歷過原子彈轟炸災難的國家——日本，作為替核爆後遺症患者進行過治療的我，有責任將野一色蒸熱電療法的治療案例公諸於世，讓後人知曉。

被西洋醫學認定為不治之症的核爆後遺症，在治療過程中都要進行大量投藥和輸血，但這些都會產生強大的副作用或者造成其他感染。針對核爆後遺症都能有積極治療效果的野一色蒸熱電療法，是人類珍貴的財富，是上天的恩賜，所以我決定將它介紹給各位。

接下來就從原子彈爆炸後遺症的治療實證病例開始介紹，因為比起理論證據，實證更具信服力。

原子彈爆炸後遺症的一次性低週波電療法 —「依據野一色療法之治療實績」

我在長崎市鍛冶屋町，替許多位原子彈爆炸後遺症患者實施療法。我是一名醫療師，並不是醫生或是研究學者，所以我將愛媛縣農業會周桑醫院的內科首席主任醫生——野一色義泰氏，針對原子彈爆炸後遺症的治療事項，以「原子彈爆炸後遺症的一次性低週波電療法依據 —『野一色療法之治療實績』」為題所發表的論文，從中擷取內容來介紹。（此論文也用英文於海外發表過，目前收藏於廣島大學圖書館）

【治療與經過】
姓名　村〇茂　男性　三十一歲　船員

昭和二十年（一九四五年）八月六日在廣島市遭遇轟投原子彈的災禍，於四國愛媛縣的醫院（勤務地點）接受治療。

初　診　昭和二十年九月六日，遭遇爆炸一個月後
主　訴　頭痛、高燒
既往症　七年前左肺尖加答兒（黏膜炎）
現病症　一個月前，在廣島市遭到原子彈爆炸的奇襲，在倒塌毀壞的家具掩護之下，僅有兩、三個小創傷，之後雖然左腳腳背的傷口出現些許化膿症狀，但其他

傷口在數日之後已經痊癒。發生爆炸的當天傍晚與家屬跟其他人一起，在避難所接受了不明的注射。

九月一日，感覺發燒，體溫為 40℃。較之前更覺得頭疼、肛門痛，吞嚥困難且疼痛，開始出現失眠，強烈的無力感，而且便祕也變得嚴重。

病　患　體格較嬌小，營養中等，體溫 38.4℃，脈搏 110，面容稍顯苦悶，皮膚與可視黏膜有相當程度的貧血，身體表面出現多處小豆、大豆般大小的點狀出血。舌頭極度發乾、上覆淡褐色且有厚的舌苔，牙齦黏膜呈現青腫，且有數處出血、化膿。確認臉頰黏膜與舌頭也出現兩、三處小潰瘍。白血球數 159，紅血球 204 萬，血紅素 60％，尿蛋白為弱陽性，於顯微鏡驗尿確認白血球與紅血球數量偏低。

經過		
昭和二十年九月六日住院進行同血型的輸血 50 cc，三分鐘後出現惡寒顫抖。		
	九月七日	●體溫 40.1 度℃、輸血 50 cc、三分鐘後出現惡寒顫抖。
第一天	九月八日	●體溫 40.1℃。自覺症狀惡化並且衰弱，幾乎無法自行翻身。白血球 650，紅血球 298 萬，血紅素 82％從這天開始進行野一色治療。

第二天	九月九日	● 體溫 39.6℃。發病以來第一次得以安眠。但口腔兩側扁桃腺有中等程度的發紅、腫脹,並覆有灰綠色的翳膜,白血球 600。
第三天	十一日	● 白血球 1650,紅血球 330 萬。 ● 最高體溫 38.9℃、最低體溫 37℃,頭痛情形幾乎消失。
第四天	十二日	● 白血球 1900,最低體溫 37.1℃。
第五天	十三日	● 最高體溫 37.2℃。
第六天	十四日	● 最高體溫 36.4℃。這天開始恢復為正常體溫、腳傷已痊癒。
第七天	十五日	● 白血球 2040,紅血球 242 萬。
第十天	十八日	● 血球 3750,紅血球 220 萬。 ● 雖然多少還有肛門疼痛的情形,但病患在醫院內的起居行為,幾乎已與正常人沒有兩樣。
第十一天	十九日	● 住院以來,認定仰賴醫院開出的強心劑、維生素等絕對不足,所以沒有服用維生素,患者將這十多天來完全沒碰的藥包,從床下取出,交給了我。 ● 由於醫院裡並沒有補血劑,所以病患說明天開始要捕捉蝗蟲。
第十四天	二十二日	● 已經聽不到病患述說有任何身體上的不適,而且患者為了與其同時住院中的妻子、長男、長女,下午請假半天的時間外出捕捉蝗蟲去了。 ● 白血球 7133,紅血球 225 萬。
第十六天	二十四日	● 停止野一色蒸熱電療法。

第十九天	二十七日	●白血球 8500，紅血球 251 萬，血紅素 70%。
	十月二十七日	●出院。 ●患者與其二十七歲妻子、三歲長男、一歲一個月的長女，四人一起接受了治療，結果皆痊癒。

【總括與考察】

（一）、雖然曾進行少量輸血，但輸血不僅多次造成副作用，對於提高白血球數量也不見任何明顯助益。

（二）、野一色蒸熱電療法與此相反，迅速提高了白血球數量。在治療過程中，由於在庫的注射藥品劑量不足，患者只使用了強心劑，在完全沒有服藥的情況下能有這樣的治療成績，可說是單獨實施野一色蒸熱電療法的效果。在本實驗中，雖然沒有建立對照樣本，但從同一患者最初始的輸血成績來比較的話，野一色蒸熱電療法的效果相當出色。

（三）、在本實驗中，並無發現療法在增加紅血球與血色素方面，有造成任何令人擔心的影響。

（四）、採取野一色蒸熱電療法，沒有出現任何副作用。（以往有一說，電療法不可用於發燒患者！）

（五）、針對原子彈爆炸後遺症有明顯效果，可以想見其強而有力的全身解毒效果，也用在各種急性傳染病的治療上。

我提倡野一色蒸熱電療法的信念

【結論】

（一）、為了和緩原子彈爆炸造成白血球明顯驟減的狀況，使數量回復正常，野一色蒸熱電療法展現了卓越的成效。用於改善原子彈爆發後遺症中所見到的各式各樣的中毒症狀，效果同樣十分顯著且迅速。

（二）、針對原子彈爆發後遺症，野一色蒸熱電療法遠遠比輸血更具功效，實施方法卻也比輸血來得容易且有效率。

（三）、以低週波誘導電流併用高溫濕布的原理，屬於比較簡單的治療法；也許不將其看作是一種刺激療法，而是將其視為一種調理療法來理解較佳，但其作用機制不明，須待今後繼續研究查明。

　　誠如前文所述，野一色蒸熱電療法提升了人體的自然治癒力，能淨化體內血液，對於這種病症也同樣具有效用。

N．E．T原爆病症患者　**血液像變化圖表**

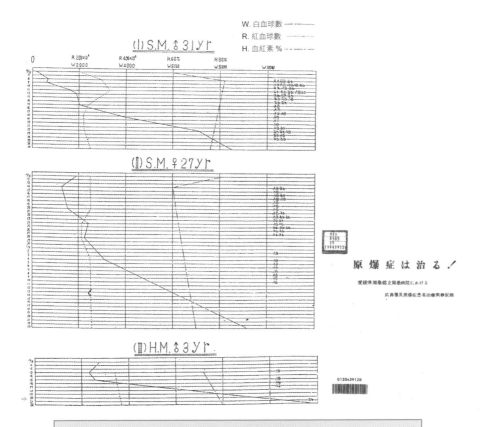

W. 白血球數 ————
R. 紅血球數 ‒‒‒‒‒‒
H. 血紅素 % ‒ ‒ ‒ ‒ ‒

原 爆 症 は 治 る ！

愛媛縣周桑郡立周桑病院における

広島罹災原爆症患者治療實驗記録

我提倡野一色蒸熱電療法的信念

原爆病症一次低頻率電療

愛媛縣農業會周桑醫院內科醫長（故）野一色義泰

本紀錄是野一色義泰於一九四五年在醫院工作時的親筆記錄，因為當年八月，廣島遭逢原子彈投彈的意外災難，患有原爆症（白血球減少症）的病患返回老家。對幾位處於治療絕望的重病患者，嘗試做最後的治療。此為這四例病患奇蹟般治癒過程的臨床治療紀錄。

二、疾病為「上天的愛」，是守護我們的信息

　　宇宙的本體是什麼？很多人會認為宇宙的本體是物質，正是這種觀念導致了人類的恐懼與貪婪。一九一二年，盧瑟福（Ernest Rutherford）在曼徹斯特的原子結構試驗告訴我們，原子的內部結構都是空的，這一重大發現足以讓人類驚愕失色，既然原子內部結構是空的，怎樣構成我們所見的物質世界呢？

　　量子理論的創始人，德國物理學家馬克斯·普朗克（Max Karl Ernst Ludwig Planck）研究發現，世界上其實不存在我們所謂的物質，一切物質只有在一個不可見的力量影響下才得以存在，所有的物質以及周圍存在的一切事物，都是頻率週波的顯現。這就意味著，如果調整頻率與週波，物質結構就會發生變化，比如說調整聲音的頻率，當聲音的頻率與玻璃酒杯的頻率共振時，酒杯的形狀就開始變化，結構開始消融，最終震碎玻璃酒杯。

　　所以宇宙的本體不是物質，而是意識，宇宙是一個共通精神性的聯合體。人類的意識形態是存在的，人類意識的振動與波長在實驗中都可以呈現出來，並且與人體的 DNA 有交點，所以科學家們發現，其實宇宙萬物都可以溝通，人類的意識決定著周圍環境的一切。人類愈加恐懼與貪婪，讓人類離宇宙愈來愈遠，而古人卻知道得很多，他們精通宇宙知識、天文學、磁學、高等數學、治療法，因為他們了解宇宙中不可見的力量。

在浩瀚的宇宙中存在著宇宙法則，這個宇宙法則無形、無相，但是生育了天地，運行著日月，蘊養著萬物，所以老子曰：「吾不知其名，強名曰道。」道是天地間的真理，道是萬物的本源，道是我們的生命。盤古開天地，人類作為「萬靈之首」，被選為大自然的守護神，上天時刻會淬煉人類的靈魂，使其要遵循天地間的理，與天地萬物同生並存，守住作人的本分，不能肆無忌憚，所以才會讓人類的肉體受限於各種條件，藉助這個受限的身體來修煉靈性，回歸本源。

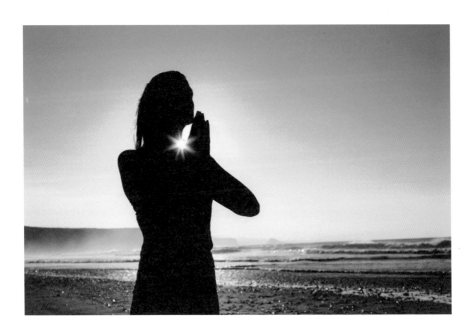

人類來到這個世界上，因為肉眼凡胎，所以只能看到有形、有相的東西，逐漸對這些物質產生了欲望與執著，一生都在想著法子，不斷的滿足這個色身的享受，外出皆搭乘高級轎車，不運

動；盡情享用美食，通宵達旦的熬夜；冷暖氣開到爽快，則不出汗排毒……諸如此類的身體享受，被認為是生活水準又上一個階層，使得大多數的人類，早就忘記了身心的根本。

人類是得以天地全德的生靈，所以上天賜予人類最強的自然治癒力，我們的身體裡都住著一位最棒的天醫，就是人體的自然治癒力。可是人類早已經被花花世界的物質束縛其中，忘記根本。隨著科技的發展，人類的疾病愈來愈多，這是上天賜予人類的覺醒。依愚人之見，要是人類從事讓靈魂感到愉悅的活動，基本上就能維持健康。

所有的疾病都不是突然生成的，疾病是人體在一種不可見的力量下形成的，這種力量就是身心靈背離道的偏頗。身體發生病變的時候，不要急著頭疼醫頭，腳痛醫腳，表面上的投藥、切割都沒有達到治本的目的，病因仍在體內，並且有頑強的生命力，這也是我們見到很多癌症患者手術後復發的原因。要從自己的生活上找問題，要覺醒自己的生活哪裡出了問題，思考一下是不是自律不夠好，心態不夠豁達，意念認知不夠正確，是否做到順應生物時鐘的身體運轉規律。疾病是身體的暗示，是上天賜予人類的覺醒，盡快調節自己的生活狀態，同時利用正確的方法提高人體免疫力，充分發揮人體自然治癒力的功效。

三、活著心存感恩

「感恩」這個詞，在牛津詞典裡是這樣解釋的：樂意把得到好處的感激呈現出來，回饋他人。我們生活在這個世界上，頭頂藍天，腳踏黃土，不管我們做了多少不合道理的事情，藍天沒有少照射一絲陽光，大地沒有多收任何報酬。我們從娘胎中呱呱落地開始，就都在承蒙父母的生育、養育、教育之恩，兄弟姊妹的手足之情，恩師的教誨，朋友的幫助，以及無數素不相識的人，間接的提供給我們的衣食住行等。我們從大自然、從社會攝取得太多太多。

天有好生之德，人類當然也有。人法地，地法天，天法道，道法自然。所以孟老夫子曰：「惻隱之心，人皆有之。」人類與生俱來有一顆良善的心，所以儒家思想就是人性向善。我們在生活中也會發覺自己，當無意中做了一件成全別人的事情，心情非常愉悅，那種愉悅要比賺了錢更加長久，更加馨香，因為所做之事符合了人性，就會產生發自內心的喜悅。其實，這個世界愛的呈現無所不在，包括動物植物在內，因為愛是上天賜予這個宇宙最珍貴的禮物，讓萬物相互安撫，並行生長。

健康是一個人的責任，不僅對自己還有家人、朋友、神明、天地……得一人身不簡單，是天地人的完美合作，所以佛說：得人身好比盲龜川木。所以，每個人都有責任守護好自己的健康。守護好自己的健康其實很簡單，就是俗語說的：好好吃飯，好好

睡覺。看似簡單的一句話，但是大多數的人很難做到，因為吃飯睡覺的時候，我們會動腦筋想各種各樣的事情，嚴重的時候茶飯不思，寢食不安，身心靈都不得安生。

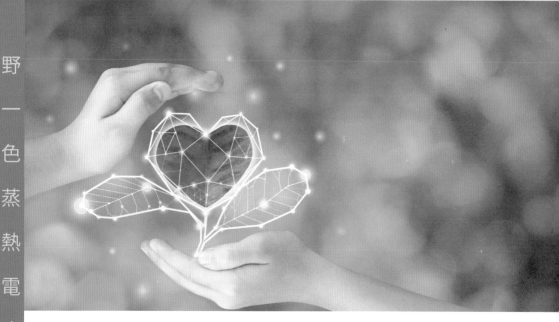

人體與自然是融為一體的，牽一髮而動全身。看到一滴水就要想到海洋，看到一棵草就要想到陽光土壤，看到一碗米飯就要想到辛勤耕作的農民，看到任何動物就要想到他們的群體，看到自己就要想到天地人、萬物生靈為我們所做的付出……所以人要時刻心存感恩。要知道養生不如養心，要有身心靈一同「養生」的概念，藉由日常生活的自律性預防疾病，藉由心性純淨強化基礎體力、生命力。這應該就是佛經所說的「是真佛只論家常」吧。

四、以健康為主軸的疾病治療

雖然國家設有看護保險制度，而且眾人皆高聲疾呼，欲重新審視現代醫學、醫療的根本或進行改革，但不論為政者或國民，對「健康」卻依然很無知。

所謂的醫療，並非由國家認定即可，須以能否治癒疾病並維持健康為基準。世界上存在許多卓越的醫療技術，但國家無視於這個事實，不但對國民隱瞞，甚至還毫無正當理由便加以排拒、不予以承認，理由是為了醫生的面子。國家認可的「醫療」，完全基於國民健保制度對患者及醫生雙方較具經濟利益而定，因為醫療制度將國民的健康排在次位，而把醫生的利益擺在優先。

西方醫學只是浪費醫療費用，這樣的說法一點也不為過，因為光是健保每年就增加一兆日圓以上的金額，在平成十二年（一九九九年）更是超出了三十兆日圓，預估到了二〇二五年，將會超過七十一兆日圓。回想起來，人類的歷史也可說是疾病的歷史。若能讓人類長壽無病，將是空前絕後的醫學革命，並直接關係國民的利益。

據統計，有數百萬個糖尿病患者，終其一生都得就醫，然而其死因也許根本不是糖尿病，而此疾病並無法根治，但卻有幾千人因為藥物副作用或併發症所苦，甚至失明，或因動脈硬化引發腦部損傷死亡，或是雙腳被截肢。另外，罹患腎臟病的人數也很多，尤其是難以治癒的尿毒症，一輩子都得洗腎，據估計須終身

洗腎的患者有十六萬人。年齡尚輕，在二十歲左右就被診斷為慢性骨髓白血病的人數，每年高達六千名，同時也被宣告僅剩數年的壽命。

四肢彎曲變形，必須承受劇烈疼痛的風濕症患者高達七十萬名。必須與疾病和伴隨治療過程而來的痛苦奮鬥的各種癌症，目前已是年輕化的生活習慣病。肝病患者則有兩百萬至三百萬人。媒體沸沸揚揚所談論的愛滋病、異位性皮膚炎、甚至是引起騷動的狂牛症等，這些棘手的病症，莫非宣告西洋醫學已到了極限？

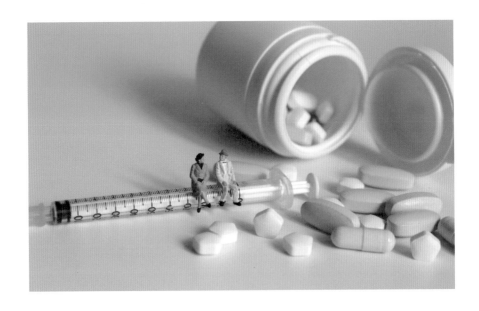

人體被視為精神與感覺的有機統一體，其實不難理解，但現實生活中的醫療，卻並非這樣看待人體。西洋醫學靠著十九世紀的細菌學研究，治好了先前人們完全束手無策的傳染病、肺病、腎盂腎炎，因此讓人產生了「世界上已不存在疾病」的錯覺。這

彷彿是「見樹不見林」般，遺忘了人類原本健康的根本意義。因醫生開立的藥方或接受手術等醫療行為而產生更多的疾病，一旦醫院增加，病患就跟著變多，反而出現了本末倒置的情況。

疾病研究並非研究症狀，然後冠上病名，這等於把疾病治好了，但並未全然掌握到如何治療該疾病的正確方法。我認為疾病治療的研究，必須以研究健康為主軸，然後將兩者綜合考量，才能夠找出正確的治療法。

五、悄然靠近的公害與健康危害

　　每年因病而亡的人數有九十萬人。能在既有的壽命年限內，充滿活力生活的人有多少呢？自古有一說法，所有人類罹患過的已知疾病有四百四十種，病名有十七萬六千個。厚生勞動省指定的特定疾病有三十五種難症、奇病、慢性病、成人病。西洋醫學明明沒有確切的預防方式或治療方法，但政府卻認定西洋醫學才是最正確、最完善的，而且幾乎所有國民也都深信不疑。

　　要是有能夠激發身體對疾病的自癒力，並且能增進健康的療法，不僅是日本的醫學，全世界的醫學也將會有從根本的改革。事實上，已有相當多實例的難症、奇病，都因野一色蒸熱電療法而得到拯救。在耗費龐大醫療費用，疾病持續增加的現今社會，我堅信要是能將此療法推廣於世，病患人數能減半，人們將能過著健康的生活，國家的醫療花費（約三十兆日圓）在數年之內也能降至五分之一、甚至十分之一，預估能省下二十多兆日圓，國家財政問題也將因此獲得解決。

　　雖然方才所述是從疾病的著眼點來談，但其實也跟公害問題息息相關。要是沒有出現任何症狀，我們的肺部就會一直累積有害物質；若不將有害物質排泄到體外，就會進一步轉變成疾病。在尚未罹患疾病之前，採取應對措施也相當重要。

　　攸關人類的健康與生命，首要任務就是醫療的改革。所謂的醫療行政，是在人們患病後才進行治療，為此須耗掉巨額醫療

野一色蒸熱電療法

費。所以我認為，政府不該只針對治療醫學，而應該把預防醫學當成最重視的部分，將其擺在醫療福利行政中的最優先順位，只要是有成效的療法，就應該列入國家醫療行政中，普及至國民生活當中。

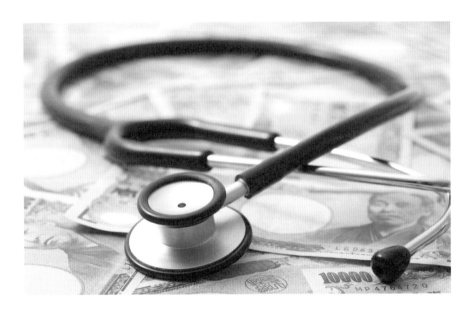

　　許多民間療法無須耗費太多醫療費用，且具實際治癒療效、完整的理論，應該刻不容緩的推動「有責任的變革」。雖然民間療法或東洋醫學被認為在外科的處置上較弱，但是野一色蒸熱電療法並非如此。

　　身體沒有出現任何異常問題時，人們無法了解健康的重要性，這就跟空氣存在的道理相同。可是，就算我們認為自己是健康的，每日生活中所累積的毒素與廢物，依然會在不知不覺間損害到健康，最終以疾病的型態出現。

六、比投藥更佳的方法

二〇〇一年十二月十七日，在「每日新聞」早刊中，有用圈繞標示的「與其投藥治療，不如先禁菸或鼓勵運動！」的文章。以下是文章內容：

降低膽固醇的治療費用與效果之間的關係為何呢？縣立愛知醫院內科的橋本淳主任醫生，於一九九八年在動脈硬化學會雜誌上發表了試算金額：若為指數在二四〇的三百七十六位日本男性，進行為期五年的降低膽固醇投藥治療，心肌梗塞的發病者會減少一人，治療費約為一億三千萬日圓；而女性在一五〇〇人當中會減少一人，治療費用為五億三千萬日圓。

橋本先生指責道：「在日本，降低膽固醇的治療效率，遠遠落後歐美十倍以上，並且還存在著因副作用而減短壽命的憂慮。」女性在停經前罹患心肌梗塞的機率較低，為降低膽固醇治療的主要目標。在此之外的民眾，雖然有些人從指數二八〇左右開始進行治療，但建議從禁菸、飲食療法或鼓勵運動開始，將控制膽固醇的藥物作為最後的手段。

這個治療方式效率何其差啊！要是將這些金錢跟勞力用在實施野一色蒸熱電療法的話，治癒幾百人都綽綽有餘呢。

七、任何醫療皆建構在 自然治癒力之上

　　最近，西方醫學界也開始重視自然中的治癒能力，紛紛探討如何才能促進此能力，維持健康，並且依據不同狀況著手治療，看到這樣的發展著實令人欣喜。主要是因為癌症、異位性皮膚炎等疾病，西醫以撲滅病毒或細胞、細菌為標的，卻無法如預期的使病菌滅絕，達到治癒的目的。相反的，提高自然治癒力的康復效果卻顯著，才會讓今日西洋醫學有如此的重大轉變吧！不難發現，西洋醫學最終仍須仰賴人體的自然治癒力；治療受傷的部位或病人能夠復原，全都歸功於病患自身的自然治癒力。就算是出現傷口，外科也只是採用比較方便治療的方式來縫合傷口。骨折也是如此，為了盡可能迅速回復到原狀並且方便治療，所以醫生會採行外部固定輔助，但骨頭的癒合恢復，還是得靠病患本身的自癒能力。

　　因此，一旦身體狀態或體質不佳，就算醫生的縫合手術或固定包紮再完美，癒合狀態還是可能不佳或很慢。不論手術或服藥，都只是促進自然治癒力的輔助手段而已。

　　也就是說，在醫生開立藥方或手術等方法之下，病人的病症獲得舒緩；又或者看起來已經轉好的治癒過程，其實是病人的「自然治癒力」發揮作用的關係。

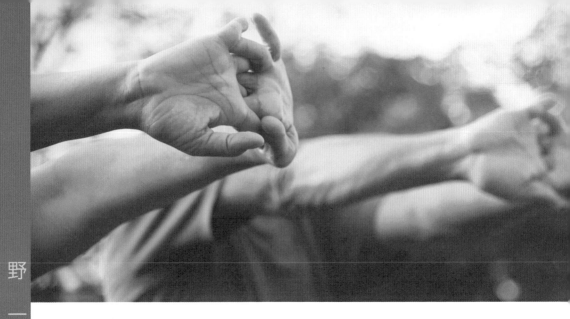

為了治好疾病，必須讓血液處於乾淨的狀態。野一色蒸熱電療法沒有副作用，可以使血液循環變好，造血能力也會有驚人的好轉。依靠熱蒸氣與特殊電流的加乘作用，可以使人立即出汗，將殘留在體內深層、頑強的有害物質澈底排出，而且排出的汗水竟然像是不含鹽分，並不會感覺黏膩。由於賦活原生質（Protoplasm），在受傷時能即刻獲得鎮痛、止血效果，並且在很短的時間內，就能不留傷痕的完全治癒。所以野一色蒸熱電療法，是提高自然治癒力的最好療法。

八、善念有助於治療

人類的念頭到底有多大的力量呢？日本科學家江本勝曾經對水做過幾百萬次的實驗，最後完成《生命的答案，水知道》（水は答えを知っている）一書，其中一個實驗是對著一杯水朗誦一首詩：「歡迎你來到地球，這一趟路途遙遠，真的辛苦你了，這裡暫時是你甜蜜的家，你就在這裡慢慢平復旅途的辛勞，爸爸、媽媽會一直守護著你。」結果發現，所結的水晶非常對稱、透明、安靜、漂亮的，如果喝下這樣一杯水，對身體的健康一定大有好處。但在水杯上貼上罵人的惡語時，發現水晶是非常不規則、昏暗、醜陋的，這樣一杯水會有益於健康嗎？

當有人問：「您看過自己的心嗎？」您應該說看過，因為水就是人心的一面鏡子。人體的七十％是由水構成，所以如果我們心存善念，並且知道時常守護善念的話，體液也一定是美的，身體自然是健康的。

所謂的「疾病」，它真實的面貌又是什麼呢？有一種說法認為，病菌或病毒等病原體是「惡」的，思考著將身體與疾病切割開來，將病菌或病毒殺死進行的投藥，或為了移除患病部位進行手術，然後利用內臟移植或基因等治療手段。而另一種說法認為，患者本身的生活偏離正常軌道，導致身體健康失衡，把責任歸屬於病人身體內部，所以可以通過激發人體的自然治癒力來治療。比方說，要是感冒引起發燒，在西洋醫學將其視為「不好的

現象」，於是服用退燒藥；要是出現腹瀉，就試圖終止腹瀉症狀。然而，發燒也可能是因為體內廢物量超出一定限度，為了消耗掉超量廢物而燃燒的過程，在這種狀態下產生的體熱，是為了促進內部新陳代謝，提高自然治癒力的。腹瀉也是一樣，有時候是因為要將體內的殘存多餘物質排出體外，只要排乾淨了，自然就會好。

　　人類的生命過程中，病痛會時常困擾著我們，俗話說吃五穀雜糧的，哪有不生病的，所以這時千萬不要心懷怨氣、恨氣。天下沒有無緣無故的事情，宇宙的運行法則中，因果定律是永恆不變的真理，前生我們不能左右，今生要把愛心、感恩心、懺悔心呈現在人生的每時每刻，進德修業。

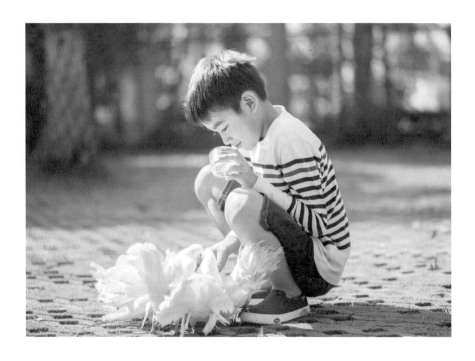

病痛是歷練我們心性的良方，上天賜予的疾病是給我們健康提個醒，這是上天的垂愛。碰到了好的醫生，遇到了好的治療方法，都要從內心表示感謝與相信，這個世界是個緣生法的世界，沒有任何一個人或一個良機會無緣無故的出現在我們的生命中，今生能有緣遇到野一色蒸熱電療法是上天的慈悲。人生不管有多大的困苦，都要感恩所有。如果用這種善念來配合治療的話，相信會事半功倍。

我提倡野一色蒸熱電療法的信念

九、將身心靈洗乾淨，就能防止老化，根除疾病

若有人說：「因為年紀大了，這也是沒辦法的事啊！」我總是這樣回應：「應該沒人會覺得物品不清洗，也會自動變乾淨的吧。」身體的表面，可以靠洗澡來維持整潔；但身體內部若不同樣的進行去汙，是不會變乾淨的。「老化」這種說法本來就很奇怪。

就好比說，穿著髒掉的衣物，然後指責衣物髒汙，是不對的。就算衣物變髒了，只要確實的清潔就能變乾淨。因此，當有人問起：「什麼是野一色蒸熱電療法呢？」我會如此回答：「清洗店！」、「體內掃除者」、「如果可以，連同心靈也一起洗滌就更棒了。」我會笑著說自己是「在清洗店中工作的清潔工爺爺」。這並不是句玩笑話。實際上，我確實擔任「清潔工爺爺」，而且肩負著重大的責任。那便是在合理而不勉強的範圍內，能洗多乾淨、就洗多乾淨，若大家都開心，我也會覺得愉悅。

佛教中，也有洗滌淨化身心（血液）這樣的主張。一旦將心靈與血液清潔乾淨，就無須恐懼疾病的侵擾。

前面已敘述過，順暢的血液循環，對身體的健康很重要。一旦血液循環良好，細胞生存所需的營養、氧氣、荷爾蒙等就能充分供應，而代謝出的老廢物質、毒素、異物等有害物質，也會迅速的排泄掉，各種機能就都能順暢的運作。反之，若血液循環不良，血液細胞所需的各種物質短少，則生命力會衰退，甚至更

進一步的，因為喪失血液循環機制而步向死亡。如果血液乾淨清澈，所需物質的流動、搬運、殺菌、解毒等機制皆能順暢進行，就可以提供末端細胞良好的環境與條件。血液的清淨，對全體細胞而言是非常重要的。相反的，如果血液受到汙染，因為毒素存在，自然造成細胞功能低下，老廢物質及各種毒害也會殘留其中，細胞就會窒息。

要是細胞不夠強壯，身體各部位不夠健康，就發揮不了功用，也就無法堅韌的生存下去。換言之，一旦細胞微弱，消化力、同化力、再生力、治癒力等生存的能力就會減退。所以，血液或細胞會因異物（各種毒素）所帶來的汙染，使得生命力與人體自然治癒力衰退，而這種狀況才是導致疾病及老化的原因。

野一色蒸熱電療法是透過熱氣與特殊電流同時併用，促成強力的血液與體液的循環，來排泄、去除各類異物及毒素（排毒作用），並靠著補給與提供細胞必要之氧氣與營養，來活化全身虛弱細胞。

如同體內的清潔員，野一色蒸熱電療法透過蒸熱與電氣同時刺激的雙向作用，產生與人體同步的電流，促進血液與體液的循環，再透過增溫的血液及淋巴液，刺激身體每個部位的細胞，及時、迅速的排出各類異物及毒素，給細胞創造一個無障礙、無汙染的生存環境，同時充分補充細胞生存所需之氧氣與營養，激活全身細胞，提升免疫力，防止老化，根除疾病。

野一色蒸熱電療法

 蒸熱刺激

 電氣刺激

與人體同週波的電流
即時排出異物與毒素

促進血液與體液循環
補充細胞氧氣與營養

刺激身體各部位細胞
活化細胞、提升免疫

　　爾後，我打算進行飲食療法，配合野一色蒸熱電療法的加乘效果，促進人體健康；並研究此療法在畜產業上的應用，比方說：用在乳牛身上時，如何增加擠乳量與延長壽命。此外，也會研究此療法對植物的影響。

野一色蒸熱電療法

　　應該會有人認為「天底下哪有這種好事」、「不可置信」。會這麼想，也是理所當然。因為所謂的體驗，是必須親身體會驗證才得以成立，遑論如何振筆疾書、欲加傳達，都會因文章形式而受限。所以不管如何，就當是吃虧上當也好，希望各位能嘗試一次看看。野一色蒸熱電療法不僅治療費用低廉，也不會引起任何副作用。要是能親自感受，必定能理解其箇中良善之處。而本書所提究竟是真或假，經過體驗就能一窺虛實。

　　在這六十幾年間，我面對數萬名患者，一心一意的秉持著「希望對方身體好轉康復」的意念施行此療法。在戰後初期，全國各地皆可見到野一色蒸熱電療法，但現在只以福岡為中心據點，在日本也僅有少數幾處仍然進行這樣的療法。不過，託各位的福，現在已經有年輕後輩的繼承者，我也總算能夠安心了。請將野一色蒸熱電療法，加入您眾多治療法的選擇項目之一吧！

　　總結以上的介紹，本書對於野一色蒸熱電療法的結論如下：

一、針對根本問題的療法

治療非以單次姑息式的對症療法，而是採取永續性、解決源頭的根本療法。不是只有單純改善所發生的主觀症狀，而是澈底進行治療，剔除造成疾病的來源因素，目標是讓身體各項功能得以完全恢復。

二、有機的全身療法

人體是有機的生命體，很多時候會因為僅是單一器官的損壞而波及到其他部位，局部性的症狀也會導致全身性機能減退的情形。所以，必須排除局部機械性的治療，而著重於全身性的生物性治療。

三、非特異性間接刺激療法

所有疾病的成因，皆為自然治癒力的衰退；強化自然治癒力，就能將各種疾病導回到痊癒狀態。請將化學療法中藥劑的使用，「一症一藥」這樣的醫學常識，埋葬掉吧！免疫學早就明示我們，人體自身擁有一個無窮盡的製藥工廠。不過，想要打開這用之不竭的寶庫，還需要有這把「萬病一機」療法的鑰匙才行。

四、結合自然與科學的綜合療法

透過人類的自然治癒力，與科學的熱蒸氣和電流的複合刺激，增強身體內部節奏的鼓動，是一種能發揮自然力與科學力的綜合方法。

五、安全簡便的家庭式療法

即使是沒有經驗的初級使用者，也能安心操作而無危險性，療法本身也很簡單，並不須具備任何特別技能，對絕大多數疾病而言，都是有效且理想的家庭式療法。

如果因閱讀本書，而對野一色蒸熱電療法有了些許認識與理解，十分令人欣慰。此療法對於想將自身疾病治好，或是想賦活身體自然治癒力，順應上天所賜壽命生活的人，應該會有所助益。我由衷的祝禱，期盼各位讀者都能擁有健康的人生。

最後，我誠心感謝野一色義壽先生（已故）、野一色義明先生（已故）、野一色義泰先生（已故），還有各位給予指導賜教的老師們，以及在出版之際給予支援協助的文藝社的各位、負責人釣部人裕氏，我由衷獻上誠摯的感激。

143

appendix

附錄

▶ 收錄至 2021 年 12 月 09 日
最新研究報告

（一） 針對中風患者的電刺激研究

（二） 電刺激與熱休克效應發表

（三） 台灣讀者使用心得分享

針對中風患者的電刺激研究：
如何產生作用及有益於恢復健康

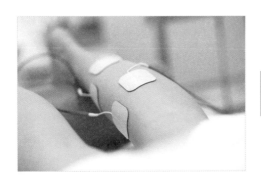

治療師在中風患者的腿上
使用電刺激

撰寫：Flint 復健中心，由 Courtney Maher 進行醫學審查

最後更新於 2020 年 9 月 11 日

　　電刺激為中風患者提供廣泛的好處。從提高運動技能到預防萎縮，「電刺激」（Electrical Stimulation）可以幫助患者克服許多中風的後遺影響。

　　如果你的物理復健治療師或職能治療師推薦電刺激，你可能會想知道它是如何產生作用的，那麼這篇文章將可以解釋一切。

　　在開始之前，要特別注意，使用「電刺激」的注意事項和禁忌症，如下所示：

野一色蒸熱電療法

1. 任何有心律調整器或其他植入式電子設備的人都不應使用。
2. 任何麻木或感覺減退的人，應在治療師或其他健康專業人士的直接監督下，極其謹慎的使用。
3. 切勿在傷口或惡性組織上使用。
4. 孕婦和癲癇患者在使用前應諮詢醫生。
5. 開始使用任何電子刺激計畫之前，請務必諮詢你的治療師。

現在讓我們討論電刺激對中風後遺症的恢復機制和益處。

▶「電刺激」如何對中風患者產生作用？

了解電刺激的作用原理，將有助於了解，中風如何影響人體肌肉。大腦使用化學和電信號來告訴肌肉何時移動。當中風發生時，大腦的受損部分無法再正確發送這些信號。因此，如果要移動受影響的肌肉，可能會變得很困難，而這正是電刺激可以提供幫助的地方。

電刺激是透過在皮膚上放置非侵入性電極產生作用，一旦被激活，這些電極就會向肌肉發送輕微的電脈衝，促使它們收縮。

中風患者可以透過提供強烈的電刺激，來幫助激活大腦的受損部分。反過來，這種刺激會參與神經可塑性（Neuroplasticity），這是大腦用來重新相互連接，並從中風等損傷中癒合的過程。

神經可塑性允許大腦的健康區域接管受損區域的功能，主要是經由響應刺激，形成新的神經通路。因此，電刺激通過提供額外的刺激，可以增強神經可塑性並可能加速從中風的狀態恢復健康。

▶中風患者如何從「電刺激」中獲得最大的康復益處？

根據美國心臟協會的研究，對中風患者來説，電刺激與物理療法相互結合比單獨運動更有效。

雖然某些形式的電刺激是被動的，但中風患者的電刺激應該是主動的。這意味著當你感覺到電流被激活時，你應該嘗試也鍛鍊自己的肌肉。當患者在電刺激期間進行治療練習時，也有助於進一步參與腦與肌肉的連接。反之，會增加你恢復肌肉運動的控制量。

沒有電刺激的運動，仍然可以激活神經的可塑性並幫助中風患者恢復運動。然而，為了獲得最大的利益，科學研究結果已清楚表明，將電刺激與運動相結合是最好的方法。

從決定使用電刺激開始時，與治療師一起工作很重要。物理治療師通常會使用電刺激進行下肢康復，而職能治療師會將它用於手臂。這些專家知道放置電極的最佳位置以及哪些練習最有幫助。如果電刺激適合你，請讓你的治療師推薦一種家用電刺激設備，以及你可以自己在家運用的練習法。

電刺激有時會讓人不舒服，但絕不應該是痛苦的。如果你感到疼痛時，請讓治療師調整你的設置。

▶「電刺激」的類型

目前有很多種類型的電刺激，可運用於中風康復方面的幫助。

以下是治療師最常使用的電子刺激類型：

1. **神經肌肉電刺激（NMES）**：用於肌肉強化和癱瘓或虛弱肢體

的運動恢復。

2. **功能性電刺激（FES）**：常用於中風康復的 FES，可幫助患者恢復肌肉的功能使用，例如提高抓握器具的手部力量。

3. **經皮神經肌肉電刺激（TENS）**：通常用於治療和管理中風後疼痛。TENS 不是向肌肉發送脈衝，而是將它們發送到皮膚表面。這可以防止疼痛信號到達大腦

4. **干擾電流**：電極以縱橫交錯的方式使用，以相互「干擾」，從而獲得更高的強度，通常用於痙攣患者。

透過結合這些類型的電刺激，治療師可以治療眾多的中風症狀。

▶電刺激對中風患者的好處

除了增強肌肉之外，電刺激還有許多用途。下列已證明有助於治療中風的主要影響：

1. 偏癱（中風後癱瘓）和肌肉無力

電刺激可能有助於在中風（偏癱）後將運動引入癱瘓的肌肉。當電刺激激活癱瘓的肌肉時，患者可以利用這個機會，進行癱瘓恢復練習，以幫助重新連接大腦。

在理想的情況下，通過大量練習可以幫助中風癱瘓患者慢慢恢復運動。而定期刺激肌肉也有助於防止肌肉萎縮——這是中風癱瘓的常見副作用。

如果患者在中風後並非癱瘓，同時想要對抗虛弱的身體狀況，電刺激也可以提供幫助。如上所述，通過將電刺激與物理和／或職能治

療練習相結合，患者可以最大限度提高收益。

2. 痙攣和步態

電刺激已證實有助於減輕中風患者的痙攣狀態，即使在中風後也是如此。通過恢復大腦和痙攣肌肉之間的交流，電刺激有助於肌肉放鬆和拉長。

希望改善平衡和步態的中風患者，也可以從電刺激中受益。首先，應在物理治療師的幫助下將電極應用於下肢。然後，通過練習適當的步態技巧，患者可以增強神經可塑性並恢復適當的運動。

一些治療師也可能將電刺激結合輔助跑步機等專用設備。跑步機會配有一個安全帶，讓患者保持站立姿勢，然後，由一組治療師幫助患者在跑步機運行時，以步行方式移動雙腳。

3. 肩關節半脫位——物理治療師使用電刺激治療中風患者肩部問題

部分中風患者常見一種令人十分痛苦的肩部問題，也就是「肩關節半脫位」（即手臂從肩部脫臼）。研究發現，功能性電刺激可以幫助減輕肩關節半脫位和疼痛的嚴重程度，同時能幫助改善手臂功能。

4. 水腫（四肢腫脹）

除了感覺問題外，電刺激還可以減少中風後的水腫。水腫是指組織腔內積聚過多的液體，在行動不便的中風患者中尤為常見。

當肌肉長時間不活動時，它們無法將液體透過淋巴系統傳輸。結果，液體會聚集在四肢中，導致疼痛和僵硬。電刺激透過收縮肌肉，幫助液體通過身體，能防止水腫並恢復四肢更多的功能性運動。

5. 吞嚥問題（吞嚥困難）

在訓練有素的治療師的幫助下，患者可以使用電刺激來改善中風後的吞嚥問題。

在這部份與治療師合作至關重要。請不要自己嘗試，因為使用於脖子上的電刺激可能造成危險！只有熟練的治療師知道安全放置電極的位置。

▶做出決定

電刺激帶來正面的希望，例如改善活動性、改善感覺和減輕疼痛。它還可以增強大腦的神經可塑性，可望會縮短中風恢復時間。此外，將電刺激與治療運動相結合對於達到最佳效果至關重要。最後，與可以控制治療或培訓使用者如何在家安全使用電刺激的治療師合作至關重要。這將防止因使用不當而造成的任何意外傷害。

我們希望這份電刺激指南，可以幫助所有患者邁向康復之路。

電刺激與熱休克效應發表
在國際期刊的醫學報告

一、2008-2020 日本熊本大學醫學科學研究院代謝醫學系、
　　製藥科學研究院分子醫學系對有關電刺激與熱休克效應
　　治療原理發表在國際期刊的醫學報告

（1）輕度電刺激經由降低蛋白酶體的分解而增進 A549 細胞中的泛素化蛋白和熱休克蛋白 72

Mild Electrical Stimulation Increases Ubiquitinated Proteins and Hsp72 in
A549 Cells via Attenuation of Proteasomal Degradation
Journal of Pharmacological Sciences, 108: 222 - 226. (2008)
Saori Morino 等，日本熊本大學製藥科學研究院分子醫學系

摘要　為探討輕度的電刺激對細胞的效應，我們採取 A549 細胞，並使用低強度 5 伏特的直流電處理 10 分鐘。此處理並不是沒有導致細胞毒殺作用或導致蛋白質未折疊反應。但這個處理卻可增進 A549 細胞中的泛素化蛋白和熱休克蛋白 72，此項增進只限於熱休克蛋白 72，而不觸及其他熱休克蛋白。因為熱休克蛋白 72 是蛋白酶體—泛素化蛋白系統的底物，因此我們的結果顯示，輕度的電刺激可影響蛋白酶體，並因而調節許多蛋白質的存亡宿命。

（2）對糖代謝異常的新醫療機器的開發：由輕度電刺激和溫熱並用的新分子機制的闡明

糖代謝異常に対する新規医療機器の開発：微弱電流と温熱の併用による新たな分子機序の解明

Saori Morino，Department of Molecular Medicine，Graduate School of Pharmaceutical Sciences，Kumamoto University（2009）

摘要　Hsp72（熱休克蛋白 72）可以改善高脂肪餵養的小鼠中的胰島素阻抗。在這項研究中，評估 HS（熱休克）和 MES（輕度的電刺激）對使用高脂肪餵養的小鼠其高血糖的影響。與對照的小鼠相比，在高脂肪餵養的小鼠中，以 HS ＋ MES 治療 10 分鐘，每週兩次，持續 10 ～ 12 週，明顯降低空腹血糖和胰島素水平，並增加脂聯素 。這些結果表明 HS ＋ MES 可以改善高脂肪餵養小鼠的胰島素阻抗。

用 HS+MES 治療，減少高脂肪餵養的小鼠中的脂肪組織

結果顯示與對照小鼠相比，在以 HS ＋ MES 處理的小鼠中，發現白色脂肪組織質量顯著降低。H & E 染色顯示，處理中的小鼠的白色脂肪組織中脂肪細胞的面積減少。

這些結果表明，HS ＋ MES 的治療改善了高脂肪餵養小鼠體內的脂肪代謝。db/db（糖尿病）小鼠，其表現出瘦素受體缺陷並且由於飲食過多和能量消耗減少而發展成肥胖症，當用 HS

---

[1]‧脂聯素是新近發現的一種脂肪細胞因子，由脂肪細胞製造及分泌，在調節脂質和葡萄糖代謝方面扮演著重要角色。研究發現脂聯素能促進肌細胞脂肪酸的消耗，降低三酸甘油酯水平，從而改善第二型糖尿病患者的胰島素抵抗。

＋ MES 處理時，也顯示出類似的糖尿病表型的顯著改善。

總結 本研究的結果表明 HS 和 MES 的組合增強 Akt [2]的活性，隨後
改善胰島素阻抗和減少糖尿病小鼠模型中的脂肪蓄積。

野一色蒸熱電療法

---

[2]・Akt，亦被稱為蛋白激酶 B（PKB），是在如葡萄糖代謝、凋亡、細胞增殖轉錄
及細胞遷移等多種細胞過程中起到重要作用的一種絲胺酸特異性蛋白激酶。Akt
在細胞信號傳導中有重要的作用，這些信號傳導對癌症、糖尿病、神經退化性疾
病等疾病有很大的影響。

（3）健康男性接受輕度電刺激治療，可安全的降低血中發炎反應症的標誌物

Heat Shock Treatment with Mild Electrical Stimulation Safely Reduced Inflammatory Markers in Healthy Male Subjects
Tatsuya Kondo 等，日本熊本大學醫學科學研究院代謝醫學系
Obesity research & clinical practice, 4(2)：e101-e109. (2010)

目的 肥胖會誘發慢性發炎，進而導致胰島素抵抗 **[3]**、糖尿病動脈粥狀硬化。我們最近曾報導，將第二型糖尿病小鼠用輕度電刺激和溫熱處理來誘發熱休克蛋白 72，可以改善葡萄糖的恆定性和胰島素抵抗，同時降低肥胖症。為將此電擊－升溫處理應用於臨床，我們找健康男性來確定其安全性。

方法 10 位日本健康男性，每日 2 次，施以 12 伏特，每秒 55 脈衝，42 度 C，30 分鐘的電擊－升溫處理，前後 8 週。用電腦斷層測量其脂肪體積，同時檢測其他參數。

結果 電擊－升溫處理並不會引起受試者肌肉抽搐或疼痛。也沒有顯著的改變葡萄糖的恆定性和胰島素抵抗。內臟和皮下脂肪體積有下降趨勢，處理結束後 8 週即回復正常。然而，兩個慢性發炎的指標，亦即腫瘤壞死因子和高敏感性 C- 反應蛋白，則顯著性的降低。

結論 電擊－升溫處理可減少發炎反應 **[4]**，對糖尿病和代謝症候群可能有臨床上的意義。

---

[3] · 胰島素抵抗係指脂肪細胞、肌肉細胞和肝細胞對正常濃度的胰島素產生反應不足的現象，亦即這些細胞需要更高的胰島素濃度才能對胰島素產生反應。

[4] · 發炎反應在維持免疫系統、心臟功能和身體健康上扮演著極重要的角色。發炎時細胞會額外分泌蛋白質到血液中，檢測這些炎症標誌物包括 C 反應蛋白、紅血球沉澱率、白血球數量和血漿黏度。

（4）輕度電刺激和調高體溫，可以減緩小鼠亞伯氏症候群模式蛋白尿的進程和腎臟發炎

Mild Electrical Stimulation and Heat Shock Ameliorates Progressive Proteinuria and Renal Inflammation in Mouse Model of Alport Syndrome
Tomoaki Koga 等，日本熊本大學醫學科學研究院代謝醫學系
Plos one, 7(8)：e43852.(2012)

摘要　亞伯氏症候群 [5]（Alport syndrome）是一種遺傳性疾病，病因是腎絲球基底膜的第四型膠原蛋白產生遺傳性病變。所有的男性患者和大部分女性患者，最後都演變成末期腎臟病變（End-stage Renal Disease, ESRD）。有效停止或減緩導致蛋白尿和腎炎的治療方法尚在研究之中。我們在本文用小鼠的亞伯氏症候群模式，發現輕度電刺激和調高體溫處理可以減緩蛋白尿和腎臟損傷的進程。溫和電刺激—升溫處理，可有效抑制 4 項與發炎有關的發炎細胞因子。此處理的抗蛋白尿作用是經由熱休克蛋白 72 依賴途徑達成的。我們同時也證明其功效，包含了活化諸多信息傳遞的途徑。我們的結果提供一個減緩亞伯氏症候群的特殊策略。

---

[5]．亞伯氏症候群的主要病徵包括腎臟疾病、聽力喪失及眼睛異常。患者會有進行性腎功能喪失的情況，幾乎所有患者都會出現血尿症狀，很多患者還有蛋白尿情況。當病程進展時，患者的腎臟功能也會逐漸衰退，導致末期腎臟病變。（End-Stage Renal Disease, ESRD）

（5）熱療與輕度電刺激，可以保護胰臟 β 細胞的免於細胞壓力和凋亡

Hyperthermia with Mild Electrical Stimulation Protects Pancreatic β-Cells from Cell Stresses and Apoptosis

Tatsuya Kondo 等，日本熊本大學醫學科學研究院代謝醫學系

Diabetes, 61：838-847. (2012)

摘要 目前已知誘發熱休克蛋白 72 可以改善小鼠糖尿病模式的代謝情況，但是此項誘發對胰臟 β 細胞的效應卻仍然不清楚。本研究探討，誘發熱休克蛋白 72 是否可以減弱 β 細胞的承受壓力和凋亡，同時也保護 β 細胞。實驗採用 MIN6 細胞和 db/db 糖尿病小鼠。採用假處理或用熱療與輕度電刺激處理來誘導熱休克蛋白 72。發現小鼠經過 12 週的處理，可顯著改進對胰島素的敏感度和葡萄糖的恆穩性。用灌食葡萄糖進行葡萄糖挑戰實驗，發現胰島素的分泌顯著性的增加。與假處理比較，熱療與輕度電刺激處理的小鼠其胰島之熱休克蛋白 72、胰島素、胰臟－十二指腸同源框（控制胰島功能的指標物）、葡萄糖轉運蛋白、胰島素受體抵物 -2，全部都往上調。而細胞凋亡信號、內質網 **6** 壓力、氧化壓力號誌都下降。因此，熱療與輕度電刺激處理，誘發的熱休克蛋白 72，可經由降低細胞承受壓力而保護細胞免於死亡。此治療方式可維持胰臟 β 細胞的完整性。

6・內質網（ER）是個與細胞核膜相連的重要的細胞器，負責蛋白質的合成與摺疊，同時也扮演著調控細胞內部離子恆定的角色。一旦內質網的恆定受到破壞時，就會產生「內質網壓力（ER Stress）」，若細胞持續處在內質網壓力下，最終會導致細胞凋亡（Apoptosis）。生物體發展出一個「未折疊的蛋白質反應，Unfolded Protein Response（UPR）」的機制，用以緩和內質網壓力並防止細胞死亡。「未折疊的蛋白質反應」包括三條訊息傳遞路徑，目的都是要減少「內質網壓力」，使細胞繼續存活。

（6）輕度電刺激在 0.1 毫秒脈衝寬度下，可誘導人類上皮細胞中 p53 蛋白的磷酸化和使停滯在 G2 細胞週期點

Mild Electrical Stimulation at 0.1-ms Pulse Width Induces p53 Protein Phosphorylation and G2 Arrest in Human Epithelial Cells
Ryosuke Fukuda 等，日本熊本大學醫學科學研究院代謝醫學系
Journal of Biological Chemistry, 288 (22)：16117-16126. (2013)

摘要 自外部施以低強度的電刺激已經被用來治療各種難纏的疾病，雖然支持其功效的分子機制的報導並不多。我們和他人的研究已經說明，施以生理強度的電擊或輕度的電刺激以活化 PI3K-Akt 的信息傳遞途徑。但是輕度的電刺激是否也可以活化其他分子則仍不清楚。我們考慮到輕度的電刺激其實是一種生理壓迫，因此假設它也能活化腫瘤抑制因子 p53 [7]，因為 p53 蛋白是當細胞受到壓迫時調控細胞週期和細胞凋亡的關鍵調控物質。施以輕度的電刺激時 p53 蛋白的反應還沒人研究過。我們在此報告，當上皮細胞受到細微的電壓（1V/cm）和 0.1 毫秒寬度脈衝時，p53 蛋白中的絲胺基酸根就會短暫的被磷酸化。而當細胞預先處以 p38 MAPK 的抑制物質時，磷酸化就不會發生，此結果顯示 p38 MAPK 途徑牽扯到 p53 蛋白的磷酸化（活化）。輕度的電刺激處理，可以促進 p53 蛋白的轉錄功能，並增強一些 p53 標的基因的表達。更重要的是，微電處理使細胞停頓在 G2 細胞週期點，但並沒有凋亡。這些結果確認了一些微電處理的標的分子，也證明 p38-p53 傳遞途徑與微電擊處理效應有關。

---

[7]．p53 為腫瘤抑制蛋白（也稱為 p53 腫瘤蛋白），屬於最早發現的腫瘤抑制基因之一。p53 蛋白能調節細胞週期和避免細胞癌變發生。

（7）輕度電刺激可經由活化 LKB1-AMPK 信息途徑，而增進線蟲的抗壓力以及減少脂肪堆積

Mild Electrical Stimulation Increases Stress Resistance and Suppresses Fat Accumulation via Activation of LKB1-AMPK Signaling Pathway in C. elegans

Shingo Matsuyama 等，日本熊本大學醫學科學研究院代謝醫學系

Plos one, 9 (12)：e114690.(2014)

 生理強度的電流已經被應用到治療各種疾病。我們之前的諸多研究指出，0.1 毫秒脈衝寬度的輕微電刺激對機體有積極的影響作用。雖然越來越多的證據已經指出輕微電刺激有其益處，但它在動物體內的功效以及它的分子作用基礎還不清楚，也甚少研究。我們在此利用線蟲進行研究，輕微電刺激增進遺傳野生型 N2 線蟲的應力抵抗能力和減少過多脂肪的堆積，但對於在信息傳遞途徑 AMPK/AAK-2 和 LKB1/PAR-4 [8] 有突變的突變型線蟲則無作用。輕微電刺激促進轉錄因子 DAF-16 和 SKN-1 轉移到細胞核，因而增進抗應激基因的表達。輕微電刺激抑制轉錄因子 SBP-1 轉移到細胞核，因而壓制脂肪生成基因的表達。我們更進一步在線蟲和多個細胞株，發現輕微電刺激可活化 LKB1/PAR4-AMPK/AAK2 信息傳遞途徑。電刺激也短暫的降低粒線體的膜電位，因此導致 LKB1-AMPK 信息傳遞途徑的活化。綜言之，我們是第一個在遺傳上闡明輕微電刺激經由活化 LKB1-AMPK 信息傳遞途徑，進而發揮增進應力抵抗和抑制過多脂肪堆積的有益功效。

---

[8]．AMPK（腺苷單磷酸活化蛋白激酶）是一種比較重要的代謝性應激蛋白激酶，在全身的能量平衡中起著總開關的作用。LKB1 可以活化細胞中的 AMPK 磷酸化失活，脂肪酸合成減少、氧化分解增加，從而預防肥胖的發生。

（8）藉由活化熱休克效應治療肥胖的第二型糖尿病患者：一個以前瞻性、頻率升級、隨機開放式的三面向試驗

Activation of heat shock response to treat obese subjects with type 2 diabetes: a prospective, frequency-escalating, randomized, open-label, triple-arm trial

Tatsuya Kondo 等，日本熊本大學醫學科學研究院代謝醫學系

Scientific reports, 6：35690. (2016)

摘要　活化機體的熱休克效應，可以改善第二型糖尿病的內臟肥胖現象和代謝異常。我們探討藉由微弱電擊合併熱休克處理來活化熱休克效應，以便瞭解治療第二型糖尿病的最佳干預策略。本研究是在日本執行的一個前瞻性、頻率升級、隨機開放式的三面向試驗。60 個肥胖第二型糖尿病的病患隨機分成 3 組，各組在 12 週內分別於每週接受 2、4 或 7 次的微弱電擊合併熱休克治療。與未處理的對照組比較，治療組並未發生不良事件。3 個處理組，不論接受幾次的微弱電擊合併熱休克治療，數據經合併分析，發現個別病患與本身血液基線相比較，12 週的治療顯著的改善內臟肥胖、血糖控制、胰島素抵抗、全身炎症、腎臟功能、肝臟脂肪病變，以及血脂肪譜象。至於糖化血色素，則每週處理 4 次者或每週處理 7 次者，比每週只處理 2 次者下降幅度更大，每週處理 7 次者與每週只處理 2 次者比較，糖化血色素的下降有極顯著性的差異（p<0.001）。本研究提示微弱電擊合併熱休克處理，對肥胖第二型糖尿病的病患有相當正向的影響作用。

（9）輕度的電刺激聯合熱休克處理，會引導胚胎內胚層幹細胞分化成 Pdx1- 表現細胞

Mild electrical stimulation with heat shock guides differentiation of embryonicstem cells into Pdx1-expressing cells within the definitive endoderm

Tomoaki Koga 等，日本熊本大學分子胚胎學和遺傳學研究院幹細胞生物學系
BMC Biotechnology, 17:14. (2017)

背景 因為糖尿病人持續增加，因此有必要研製出表達胰臟－十二指腸同源框 [9]（Pdx-1 [10]）基因的細胞，使之分化為胰臟內分泌 β 細胞。已有報告指出，輕微的電刺激能促使源自外胚層的幹細胞分化為神經細胞，或源自中胚層的幹細胞分化為心臟細胞。

結果 本研究發現輕微的電刺激，能使源自內胚層的幹細胞分化成為胰臟－十二指腸同源框（Pdx-1 [11]）細胞。激活蛋白和鹼性生長因子也有促使胚胎幹細胞分化的功效，電擊協同並強化了此作用。但電刺激對已經分化 5 天而且已經確定變成內胚層的幹細胞則無效。電擊在活化熱休克蛋白的同時也活化各種激撅。

結論 研究結果指出熱休克處理能促進胰臟－十二指腸同源框（Pdx-1）細胞的分化，提示此方法可應用到再生醫學領域。

---

[9] 同源框（Homeobox）是一段 DNA 序列，長約 180 鹼基對，存在於調控胚胎發育時身體型態的發育（型態發生，Morphogenesis）的諸多基因內。擁有同源框的基因稱作同源異形基因，統稱同源異形基因家族。

[10] 胰臟－十二指腸同源框（Pdx 1, Pancreatic and duodenal homeobox 1），又稱為胰島素基因啟動子 1，是一個轉錄因子，為胰臟發育所需，控制著胰臟 β 細胞和十二指腸組織細胞的分化與發育。

[11] Pdx-1 又稱為胰島素啟動因數（ipf-1）、葡萄糖反應性特異轉錄因數（gsf）等。Pdx-1 作為對胰腺發育、胰島細胞分化和胰島素合成具有重要作用的轉錄因數，在糖尿病新的治療方法中引起廣泛的關注。

(10)「電熱結合」能改善腎臟病變：一項奠基於古老智慧治療腎病綜合症的新方法

Mild electrical stimulation with heat shock ameliorates kidney disease
New approach for treating nephrotic syndrome is based on historic wisdom

李益謙　教授　編譯
本研究於 2020 年 10 月 30 日發表於線上《科學報告》

　　日本熊本大學的一個研究小組發現，弱脈衝電流（Mild Electrical Stimulation, MES) 結合溫熱處理（熱休克，Heat Shock, HS) 的聯合治療，在腎臟病變中發揮着抗炎和抗纖維化的作用，並且發揮抑制腎臟細胞凋亡（Apoptosis）的作用。研究發現，抑制細胞凋亡對「腎病綜合症」（Nephrotic syndrome, NS）具有保護作用（圖 1）。臨床

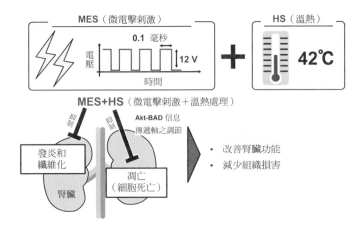

圖 1. 弱脈衝電流（Mild Electrical Stimulation, MES）結合溫熱處理（熱休克，Heat Shock, HS）的聯合治療，通過調節 Akt-BAD 通路，發揮抗凋亡作用並抑制炎症和纖維化，改善了抗癌藥物「小紅黴」（Adriamycin, ADR）所引起的腎病綜合症的腎臟病變。

數據表明，這種類型的物理治療對人類安全有效。研究人員認為，它可以在臨床上同時多標靶地影響與「腎病綜合症」有關的多種細胞因子。

　　「腎病綜合症」是腎臟疾病的總稱，是由於腎小球（腎臟中負責尿液過濾的部分）受損，導致大量蛋白質從血液中洩漏到尿液中，從而導致併發症，例如低白蛋白血症和水腫。類固醇作為第一線治療藥已顯示出一定療效，但腎病經常復發，某些類型的「腎病綜合症」甚至對類固醇具有抗藥性。這些難治型的「腎病綜合症」預後不良。因此，如何有效治療仍然是一個難題。此外，「腎病綜合症」通常需要長期投藥，其副作用也令人擔憂。因此，開發新的、有效的、和安全的療法甚為必要。

　　電與熱，和其他物理刺激，已經長期應用於醫學，而且從經驗得知它們確實可以緩解某些病理狀況。熊本大學的啟浩文教授及其團隊一直在研究如何優化微電擊刺激（MES），增強其電流，並結合溫熱處理（熱休克，Heat Shock, HS）以產生生物效應。到目前為止，他們已經發現「微電擊＋溫熱處裡」（MES＋HS）（以下簡稱為「電－熱處理」）具有多種生物學效益，包括改善遺傳性腎臟疾病 Alport 綜合症的病理。也能有效改善各種疾病，包括二型糖尿病和牛皮癬（Morino, S. 等人，PloS One, 2008; Tsurekawa, Y. 等人，Exp Derm, 2018）。尤其是針對二型糖尿病，臨床研究表明，該療法可以糾正葡萄糖代謝異常，而無不良影響（Kondo, T. 等人，Ebio Medicine, 2014）。研究人員認為「電－熱處理」可能是一種安全，新穎的治療多種疾病的方法，因此著手研究此方法對「腎病綜合症」的療效。

　　啟浩文教授團隊，通過給予小鼠抗癌藥物小紅黴（阿黴素，Adriamycin）首次誘導出難治型的「腎病綜合症」模式。他們每週 2 次給予 10 分鐘的「電－熱處理」治療，持續 4 個星期，並監測其病理變化（圖 2a）。腎功能分析表明，注射小紅黴誘發疾病後第 7 天，尿

液中白蛋白（Albumin）的洩漏量增加，並在第 10 天達到高峰。與未治療對照組相比，用「電－熱處理」的治療組中，第 7 天和第 10 天，尿白蛋白分別降低了 50% 和 75%（圖 2b, 2c）。此外，與未治療對照組相比，治療組的血清肌酐水平下降了 36%（圖 2d），血液尿素氮水平下降了 24%（圖 2e）。這些結果表明，「電－熱處理」持續地抑制尿蛋白血症，有效地改善小紅黴誘導的腎功能障礙。

研究人員還分析了腎臟組織學。小紅黴注射導致腎小球硬化性病變，但在「電－熱處理」治療組中，硬化性病變被抑制。以腎小球面積的 75% 以上硬化為嚴重硬化性病變為標準，則治療組的硬化顯著減少了 59%。

尿液圓柱體（Urinary Protein Cast）是腎小管細胞所分泌的粘蛋白沉澱析出而形成的結構。當發生蛋白尿時，在有利於蛋白質變性和沉澱的環境條件下，圓柱體形成就明顯增強。在未治療組中，研究也觀察到小紅黴引起蛋白圓柱體數量增加，反映了「腎病綜合症」腎小管功能障礙；但在「電－熱處理」治療組中卻減少了。這表明「電－熱處理」不僅對腎小球具有保護作用，而且對腎小管也具有保護作用。

研究人員也評估了腎小球上皮細胞（足細胞）的變化，因為它們是原發性難治型「腎病綜合症」疾病（局灶節段性腎小球硬化）的起點。他們觀察到在「電－熱處理」治療組足細胞的損失受到抑制。這表明，該治療方法除了具有抑制小紅黴引起的腎組織損害的能力外，還可以通過一些未知的機制來調節足細胞的減少。

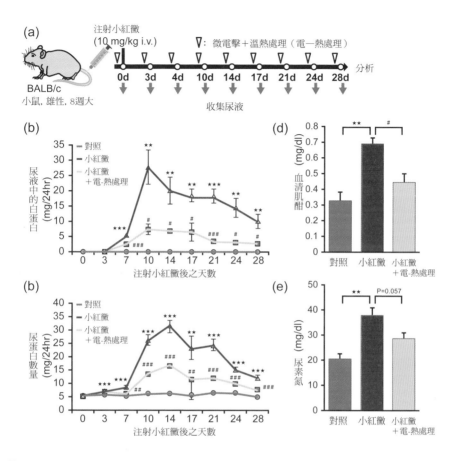

圖 2.「電－熱處理」（MES＋HS）治療改善了小紅黴誘導的「腎病綜合症」小鼠的腎功能不全。(a) 實驗流程圖：8 週大的雄性小鼠注射小紅黴（10 mg/kg；靜脈注射），並用「電－熱處理」每週兩次，每次 10 分鐘，持續 4 週。注射前一天開始進行「電－熱處理」治療；每週兩次收集尿液樣本。(b) 通過 12% SDS-PAGE 評估尿白蛋白排泄，然後進行 CBB 染色和凝膠印蹟的光密度分析。(c) 尿蛋白和肌酐分別為分別由 Bradford 和 Jaffe 的方法評估。尿蛋白濃度用尿肌酐濃度。(d) 鼠的血清肌酐和 (e) 血尿素氮（BUN）計分，使用 DRI-CHEM（富士）測量血漿值，平均值 ±SE。每組 n＝4 ～ 5 隻小鼠。** $p < 0.01$, *** $p < 0.001$（「對照組與「小紅黴組」相比較），# $p < 0.05$, ##$p < 0.01$, ###$p < 0.001$ [「小紅黴組」與「小紅黴＋「電－熱處理」組相比較。

啟浩文教授團隊近一步探索抑制足細胞數量減少的機制，並研究「電－熱處理」對腎組織細胞死亡的影響。當通過 TUNEL 染色評估腎組織中的凋亡細胞，發現「電－熱處理」減少了小紅黴所導致的凋亡細胞數量。與此結果一致，「電－熱處理」還抑制了凋亡時 Caspase3 蛋白質的表達，表明「電－熱處理」具有抗凋亡作用。此外，當研究著眼於稱為 Akt 的細胞內生存信號分子時，發現「電－熱處理」磷酸化並激活了 Akt, 從而使 Akt 下游的細胞凋亡促進因子 BAD 失去活性。使用細胞的體外實驗系統中也證實了該結果，顯然 Akt-BAD 途徑與「電－熱處理」之作用有密切相關。

　　此外，與「腎病綜合症」進程相關的炎症和纖維化的基因表達分析表明，「電－熱處理」降低了炎性細胞因子（例如，Il1-β 和 Il6）和纖維化因子（例如，Tgf-β 和 Col-1a1）的表達，提示「電－熱處理」可以抑制炎症和纖維化。

　　綜合上述，「電－熱處理」可通過調節 Akt-BAD 途徑並發揮抗凋亡作用，同時抑制炎症和纖維化，因而改善小紅黴誘導的「腎病綜合症」的腎臟病理。

　　本研究主持人啟浩文教授説：「其他臨床研究表明，「電－熱處理」的物理刺激對人類而言是一種潛在的安全處理辦法。基於這項工作的結果，我們希望未來可以同時針對與「腎病綜合症」相關的多個細胞因子進行研究，以便應用於臨床。」

參考資料

1. Keisuke Teramoto. etal., Mild electrical stimulation with heat shock attemuates renal pathology in adriamycin-induced nephrotic syndrome mouse model. Scientific Reports (2020) 10:18719.
2. 電気と温熱の組み合わせが腎病態を改善する . EurekAlert! Science News.

（1）熱休克蛋白 72 經由與 IRE1a-XBP1 信息傳遞的直接作用，保護細胞免受內質網壓力所引起的細胞死亡

HSP72 Protects Cells from ER Stress-induced Apoptosis via Enhancement of IRE1a-XBP1 Signaling through a Physical Interaction
S. Gupta 等，愛爾蘭戈爾韋國立大學自然科學學院細胞凋亡研究中心
Plos biology, 8(7)：e1000410. (2010)

「內質網壓力」是分泌細胞的特性，也是諸多疾病的表徵，包括惡性腫瘤、神經退化，以及糖尿病等。細胞是否能夠適應內質網壓力，取決於活化一個號稱為「未折疊的蛋白質反應」的信息傳遞途徑。研究指出，增強熱休克蛋白 72 的表達，可舒緩因壓力刺激所導致的組織損傷，以及改善模擬情況下的腦中風、腎衰竭、敗血症、心肌梗塞等細胞的存活率。熱休克蛋白因此抑制了一些內因性的細胞凋亡途徑。然而，熱休克蛋白 72 抑制「內質網壓力」所引起細胞凋亡的分子機制尚未明朗。我們此文呈現，熱休克蛋白 72 可提升在「內質網壓力」條件下細胞的存活率。「未折疊的蛋白質反應」信號是通過 IRE α 感測器而達成的。IRE α 感測器調控信使 RNA 所編碼 XBP1 [12]轉錄因子的剪接。我們顯示熱休克蛋白 72 提高 XBP1 信使 RNA 的剪接。如果設法抑制 XBP1 信使 RNA 的剪接，也就同時廢止了熱休克蛋白 72 抑制「內質網壓力」所誘發細胞凋亡的能力。「未折疊的蛋白質反應」的調控，與熱休克蛋白 72 和 IRE α

---

[12]・XBP1 蛋白是一種轉錄因子，可調節對免疫系統正常功能和細胞應激反應重要的基因表達。

感測器所形成穩定的蛋白複合物有關。我們的結果提示，熱休克蛋白 72 和 IRE α 的結合，促進 IRE α/XBP1 在內質網的信息，也同時抑制「內質網壓力」所誘導的細胞凋亡。

（2）利用誘導熱休克蛋白，治療第二型糖尿病和新陳代謝症候群

Induction of Heat Shock Proteins in the Therapy of Type 2 Diabetes and Metabolic Syndrome

Philip L. Hooper 等，美國科羅拉多大學安舒茨醫學校區醫學系內分泌新陳代謝和糖尿病醫學部

EBioMedicine 1 (2014) 14-15

評論

　　就預防和治療第二型糖尿病而言，運動如果不是最好，至少也是最好的醫療方法之一。在本期的 e 生物醫學期刊，Kondo、Araki、Kai 和他們的同僚們介紹一種仿效運動的裝置。應用此運動裝置到代謝症候群或第二型糖尿病人身上，可改善病人的各式健康參數，例如發炎、高血壓、高血糖、血脂異常、腹部肥胖、體重和胰島素異常等。這項研究結果對糖尿病本身和治療是一個重大的躍升。我們應該為這一群研究者孜孜不倦地追求將研究結果從實驗室轉移到臨床而喝采。在他們尋求複製運動的效益之方法時，他們的研究，從熱力到熱休克蛋白（HSps，又稱為應激蛋白），再到量身定制的電擊－熱力刺激，達到了「熱休克蛋白感應效果」的最高效益。

　　尤其是 Kondo 等人以「溫和電刺激與熱休克處理」（MES ＋ HS），交叉試驗 40 位代謝症候群或第二型糖尿病人前後共 12 週，並與沒施加任何處理的對照病人相比較。藉由腹腰帶將裝置綁在上腹部，然後發送直流電和熱。如此每週 4 次，每次一小時的施加「溫和電刺激與熱休克處理」。這個處理，在改善血糖、脂肪和油脂堆積方面，對第二型糖尿病人的效益比代謝症候群來得明顯。尤其是對糖化血色素（HbA1c）基準水平較高（7.6 ～ 10.0%）的第二型糖尿病人，其 HbA1c 下降了 0.72%，此降低數值，與最近新上市的口服降糖新藥西格列汀（Sitagliptin）〔註：屬於二墻基墻撅 -4, DPP-4, 抑制

劑），單藥單用時降低的 HbA1c 數值 0.6% 相似（Zerilli and Pyon, 2007）。

特別值得注意的是，第二型糖尿病人的蛋白尿也下降了 55%，同時血清肌酸酐也有下降。蛋白尿下降的幅度與使用血管緊張壔 I 轉化攦抑制劑治療時相當。他們也用動物腎衰竭模式，證明「溫和電刺激與熱休克處理」可以減緩腎臟功能損失的程度（Koga et al, 2012）。

「溫和電刺激與熱休克處理」減低多發性硬化症（Multiple Sclerosis, MS）病人的高敏 C 反應蛋白（hs-CRP）值達 54%，亦即有效的減少了發炎反應。在第二型糖尿病，高敏 C 反應蛋白值可改善對心血管疾病的預測，因此被建議列為代謝疾病的指標之一。發炎反應不應被忽略，因為心血管疾病是造成代謝疾病死亡的主因（Haffner, 2006）。減低 54% 的高敏 C 反應蛋白值，比施用於第二型糖尿病人降低膽固醇藥物阿托伐他汀對高敏 C 反應蛋白 35% 的降低值好很多（Sindhu 等，2011）。

對胰島素敏感的組織，例如肝臟和骨肌肉，低的細胞內的熱休克蛋白，幾乎是低代謝當量值（Metabolic Equivalent of Task, MET [13]）的指標，以及演變成第二型糖尿病的前哨指標。除人類之外的靈長類，其細胞內熱休克蛋白的低下比出現代謝功能異常提早發生 4 年，換算於人，則約提早於 10 年前發生（Chichester 等，2014）。尤有進者，具正常血糖的同卵雙胞胎，如果發生葡萄糖耐受性變異時，則同時也發生肌肉熱休克蛋白低下。藉著運動來恢復低下的熱休克蛋白，或藉由熱休克蛋白誘導劑來提升低下的熱休克蛋白，皆可導正病理狀態的第二型糖尿病和低代謝當量值。誘導休克蛋白能激發細胞產生生存通道，例如 AMPK（單磷酸腺嘌激攦），AMPK 可限制能量的堆積，並進而促進脂肪的分解代謝。同時，誘導熱休克蛋白，也能改

---

[13]．代謝當量值（Metabolic Equivalent of Task, MET）是用於計算從事某一類活動時的能量消耗水平，MET 值的範圍可以從 0.9（睡覺時）到 23（以 22.5 km/h 時速奔跑時）；因此，MET 可以作為衡量活動本身強度的指標。

善粒線體的生物相生及其功能，擴大了降低脂肪堆積的力道（Hooper等，2014）。

多發性硬化症和第二型糖尿病，皆把器官置於危險之境─從神經病變到肌肉病變，到腎臟病變，到脂肪肝，到癡呆。在動物糖尿病模式，恢復低下的熱休克蛋白即能限制糖尿病引起的併發症，減低全身性發炎也可能減少盛行於糖尿病的血管疾病。溫和的電刺激確實可降低腎臟病變和脂肪肝。同樣的，「溫和電刺激加上熱休克處理」在動物糖尿病模式可增強胰島 β 細胞的功能（Kondo 等，2012）。

醫護等健康的提供者，往往因受限於能防止及治療代謝病疫情的有效療法太有限而感到挫折。雖然生活方式的改變仍然是最原始而有效的療法，但要病人長期遵守依舊是個難題。「溫和的電刺激加上熱休克」的裝置是否能應用於整個治療複雜症候群的療程？目前可確定的是，有蛋白尿和高血清肌酸酐的糖尿病患，是應用此裝置的居家適當人選。同時它也適用於進行性肝損傷的脂肪肝病症。問題是此裝置是要使用於臨床還是在家使用？多貴？類似的裝置是否也能適用於其他醫療，例如關節炎、傷口修復、心臟衰竭？提高「細胞應激反應」是否有助於這些疾病？「溫和的電刺激加上熱休克」的裝置之療效，與目前主流藥劑比較，如果沒有較好至少也與之相當。更何況，「溫和的電刺激加上熱休克」對多發性硬化症和第二型糖尿病所引起的整個譜系的病理缺陷，具有廣泛使其正常化之功效，與常規運動並沒有兩樣。

（3）細胞應激反應在第二型糖尿病發病機制和治療上的重要性

The importance of the cellular stress response in the pathogenesis and treatment of type 2 diabetes

Philip L. Hooper 等，美國科羅拉多州大學安舒茨醫學校區醫學系內分泌新陳代謝和糖尿病醫學部

Cell Stress and Chaperones (2014) 19:447-464

摘要 生物已經演化成能夠在嚴謹的環境下生存，但並不是在一個熱量過剩和久坐不動的環境下興旺的生存。因認識到體育鍛練（或缺乏它）在第二型糖尿病的發病機制和治療過程中有關鍵作用，所以激發出以「模擬運動」來治療糖尿病的概念。十年以前，我們試著將第二型糖尿病病人，每日浸泡在熱浴缸，連續 3 週的模仿運動的熱療處理。這個短期的熱處理獲得意外的成功，病人的糖化血色素（HA1c）下降了 1%，體重有下降的趨勢，糖尿病引起的神經病症狀得到了改善。我們對運動和熱療益處的理解，集中在它們能誘發出細胞的壓力反應（熱休克反應）以及回復細胞內環境的恆定性。壓力反應的受損，比第二型糖尿病有關聯的主要代謝缺陷提早發生，而且幾乎是發病的根本原因，使健康與疾病的平衡槓桿往疾病傾斜。熱休克蛋白誘導的代謝途徑和與運動有關的代謝途徑相似，皆活化 AMPK [14]、PGC1-a [15]和 Sirtuins [16]等細胞因子。

---

[14] AMPK（AMP 激活的蛋白激酵素）：是很多生物過程的一個主調控因子，是糖尿病、癌症、動脈粥樣硬化和缺血性心臟病等多種疾病的一個潛在藥物作用目標。

[15] PGC-1α 是調節參與能量代謝的基因的轉錄共激活因子，它是線粒體生物發生的主要調節者。這種蛋白質可以參與控制血壓，調節細胞膽固醇水平平衡和肥胖的發展。

　　以引發應激反應來治療糖尿病，不論是藉由熱處理，生物活性化合物處理，或基因干預，皆能改善或避免糖尿病的病徵或併發症。它們能降低胰島素抵抗，降低發炎細胞激素，降低內臟脂肪堆積和體重，同時能增進粒線體活性，使細胞膜結構與脂肪組成回復正常，以及保持器官的功能。應激反應的恢復治療，使健康與疾病的平衡槓桿重新往健康方向傾斜，解決了疾病多面向的缺陷。

　　如果我們提出一個新的典範模式，來解釋新陳代謝疾病和第二型糖尿病會如何呢？如果我們聚焦在「糖毒、脂毒、發炎」的新角度，來解決威脅全球的疾病，又會如何？我們在此提議，對胰島素有反應的組織（肝臟、肌肉、脂肪）喪失了細胞應激反應，因而擾亂代謝的恆定性，幾乎是發病的根本原因，也因此導致其後一連串瀑布式的病理後果。然而作為一個典範，它必須發生在疾病過程中非常早的時期，而且是疾病病理特徵的根本因素：亦即肥胖、發炎、β 細胞失能、胰島素抵抗、血脂異常、粒線體功能異常和器官脆弱性。重要的是透過各種方法來矯正缺失，會恢復代謝的動態平衡，改善飽受第二型糖尿病施虐的器官：肝臟、肌肉、腎臟、心臟、大腦和 β 細胞。相反的，引起缺失就誘發出疾病。的確，應激反應的缺失發生在葡萄糖不耐性發生之前，而且應激反應之恢復有助於解決所有與代謝疾病和第二型糖尿病有關的異常，恢復健康的細胞器（Organells）。健康的器官，和終極的健康的個體。我們在此提議，受損的熱休克蛋白是第二型糖尿病病理發生的根本因素，使健康與疾病的平衡槓桿往疾病方向傾斜。

16・Sirtuins 是一類具有單 ADP- 核糖基轉移酶或脫醯酶活性的蛋白質。是酵母中負責細胞調控的基因。Sirtuins 與低熱量情況下的衰老，轉錄，細胞凋亡，炎症和抗逆性，以及能量效率和警覺性等多種細胞過程有關。Sirtuins 還可以控制生物鐘和粒線體。

（4）輕度電刺激合併熱休克處理對糖尿病 KKAy 小鼠的影響

The effect of mild electrical stimulation with heat shock on diabetic KKAy mice

Yukari Kai，加拿大 McGill 大學生理系

Integrative Molecular Medicine, 3(1)：473-477. (2015)

摘要　糖尿病即將變成全球性的健康負擔，罹患代謝症候群症狀的病人也愈來愈多。我們迫切需要治療糖尿病和代謝症候群症，以及防止它們進展的策略。胰島素抵抗（指脂肪細胞、肌肉細胞和肝細胞對正常濃度的胰島素產生反應不足的現象，亦即這些細胞需要更高的胰島素濃度才能對胰島素產生反應）是糖尿病和代謝症候群症的主要病理因素。我們之前的研究指出，利用微弱電擊合併熱休克處理，可以在細胞層次和小鼠身上增進胰島素的敏感度。同時，這種合併處理在臨床上可以舒緩糖尿病人和代謝症候群症病人的病理嚴重性。雖然愈來愈多證據支持這種新的治療方法，其長期功效尚待釐清。我們在此評估微弱電擊合併熱休克處理對成年糖尿病 KKAy 小鼠生理病理的效果，結果顯示長期處理能改善 KKAy 小鼠的糖尿病狀況，其高血糖症和胰島素抵抗性都獲得改善。處理同時傾向於抑制腎臟肥大，並促進腎小球內足細胞特異性基因的表達。綜言之，我們的研究指出微弱電擊合併熱休克長期處理，對糖尿病人和代謝症候群症病人是個有效且耐受性良好的治療策略。

（5）電刺激作為一種處理動物糖尿病模型的新方法：綜述

Effects of electrical stimulation as a new method of treating diabetes on animal models: Review
Hena Divanović，波斯尼亞和黑塞哥維那賽拉耶佛大學藥學系
CMBEBIH 2017 pp 253-258

摘要　糖尿病是一組以高血糖為特徵的代謝疾病，其導因為胰島素分泌或作用缺失，有報導指出電刺激可以加速傷口或骨折癒合和降低疼痛，因為電刺激對細胞有多重效應，因此被認為對糖尿病也應該有正面效應。

總結　本文之目的在於，對電刺激在動物糖尿病模式一些研究所得的最重要參數做個總結：

1. 對 Wistar 高胰島素大鼠，背部迷走神經運動核單側電刺激，會導致血清胰島素立即提升 200% 以上，而對孤立徑核電激也產生 50% 的胰島素上升效應。
2. 對 C57BL/6J，db/db 小鼠和 KKAy 小鼠，輕微電刺激加上熱休克處理，顯著的降低飢餓狀態血糖值和胰島素含量，同時也改善胰島素敏感性。
3. 在抗胰島素的 Wistar-Han 大鼠，周邊電刺激可增進肝臟葡萄糖的產量。
4. 電刺激增進組織對胰島素的敏感性，改善受抑制的肝醣的產生，也顯著的提升肝醣的合成。
5. 在 Sprague-Dawley 大鼠，藥物誘發的糖尿病大鼠，以及 Fa/Fa 肥胖小鼠，肝臟電刺激能有效降低 27 ～ 31% 的血糖值。

本研究指出短暫的電刺激處理，能非常有力的促進葡萄糖的吸收和改善胰島素的敏感性，電刺激可能直接刺激胰島素標的組織，或來自其他組織的次要影響，低強度電流沒有可見的不良影響，但是必須測量細胞的電導度。電刺激對動物糖尿病模式有非常積極的影響，接著應該研究在人體的應用。

（6）體溫過熱時生理情況的改變以及熱休克蛋白和熱休克反應

Heat shock proteins and the heat shock response during hyperthermia and its modulation by altered physiological conditions
Horowitz M,Robinson SD，以色列希伯來大學牙醫學院環境生理實驗室
Prog Brain Res. 2007, 162: 433-46

 熱休克蛋白的基本功能是作為伴隨蛋白（Chaperon，或翻譯為分子伴侶）和細胞修復作用。關於熱休克蛋白的諸多功能和系統綜合反應的文獻還相當稀少，尤其在中樞神經系統控制方面。本章節專注於熱休克蛋白家族在體溫過熱情況下，特別是在有慢性壓力的情況下，所扮演的角色。

結果

1. 在延髓灰質神經核內的熱休克蛋白，因可促進自律神經系統中的交感和副交感神經，而減弱中風所引起的腦缺血和低血壓。

2. 慢性壓力除改變熱休克反應之外，還能影響體溫過熱情況下的生理概況。

3. 人老化之後側腦室旁和橫向大細胞核裡的熱休克蛋白顯著下降。

4. 培養的細胞亦顯示：與老化有關的熱休克蛋白表達的減弱是本質性的，起因是熱休克蛋白基因元件（Heat Shock Element）部位與熱休克蛋白因子1（Heat Shock Factor 1）的結合變弱，從而使熱休克蛋白70基因的轉錄也跟著減弱。

5. 這些改變可能與年老後耐熱性減弱有關，雖然熱休克蛋白70對別的壓力源的反應並不受影響。

6. 與之相反，漸進性的熱適應，能增進組織內儲備的熱休克蛋白 70 並加速熱休克反應。

7. 熱適應保持上皮細胞的完整性、血管反應性、和細胞訊息傳遞網的互動性，增強保護性並延遲對溫熱的傷害。

8. 關於鍛鍊運動方面，我們也討論熱休克蛋白 70 與免疫系統的關聯。

9. 鍛鍊運動藉著中央和周邊結構產生的休克蛋白 70 而促進免疫系反應。

10. 熱休克蛋白 70 在大腦內的效應，最少有一部分是經由細胞外熱休克蛋白 70（eHSP）（循環中的熱休克蛋白 70），提供「危險訊號」而激發出免疫反應的。

 熱休克蛋白是保護細胞的主要成分，從本文所描述的生理情況，可推斷出它們在中央控制綜合系統中，佔有舉足輕重的作用。

（7）1. 電脈衝對兔子動脈粥狀硬化模型中的病理和組織學的影響：
　　　24 小時與 8 小時電衝脈方案的比較
　　2. 低頻率電脈衝可減少高膽固醇餵養兔的動脈粥狀硬化

Valeri S. Chekanov，心臟護理協會，密爾沃基心臟研究所，威斯康辛大學
醫學院，密爾沃基，威斯康辛州，美國

血管外科 35 (3): 554-562 (2002)
醫學科學監視期刊 9(8): BR302-309 (2003)

背景　研究低頻率電脈衝是否可減少先前患病動脈中新的動脈粥狀硬
　　　　化斑塊的形成，並是否可能逆轉這些結構中先前病理的損傷。

材料／方法

　　　　在所有兔子中，將電極縫合在靠近左側腰大肌上部的上腹腔主
　　　　動脈，而且在腹部另一側，亦即就在隔膜下方植入心律調整
　　　　器。第 1 組為對照組：僅接受高膽固醇飲食以誘發動脈粥狀硬
　　　　化，但未施以電脈衝；在連續接受高膽固醇飲食之後的第 3 週
　　　　（系列 I）、第 8 週（系列 II）、和第 11 週（系列 III）後進行
　　　　安樂死。試驗組為接受低頻率電脈衝組（系列 IV）：兔子先單
　　　　獨接受高膽固醇飲食 3 週，然後連續 8 週（第 4 ～ 11 週）在
　　　　餵食高膽固醇飲食的同時，持續施以每天 8 小時或 24 小時，
　　　　每分鐘 30 次脈衝的低頻率 3 伏特的電脈衝，並在第 11 週後
　　　　進行安樂死。下腹部主動脈的粥狀硬化厚程度評分標準為 0
　　　　（低）等級到 4（高）等級，同時也計算動脈粥狀硬化的表面
　　　　積。

結果　11 週之後，對照組下腹部主動脈的粥狀硬化厚度分級別
　　　　為 1.68±0.25，而接受低頻率電脈衝的試驗組的級別為
　　　　0.57±0.37（8 小時組）或 0.53（24 小時組），試驗組與
　　　　對照組二者之間有顯著性差別（p < 0.05）。至於動脈粥

狀硬化的表面積，在試驗組為 8.5±4.69%，而在對照組為 32.5±4.0%，二者之間有顯著性差別（p < 0.05）。

結論 在腹腔主動脈附近施以低頻率電脈衝，每天 8 小時或 24 小時，皆可以減少因繼續餵食高膽固醇飲食所造成的動脈粥狀硬化。

關鍵詞 動脈粥狀硬化、腹腔主動脈、電場、電刺激

（8）充血性心力衰竭中的肌肉電刺激

美國國家醫學圖書館，政府補助臨床試驗

發布日期：2019 年 1 月 4 日　預定完成日期：2021 年 4 月 13 日

背景　「充血性心力衰竭」（Congestive Heart Failure, CHF）在全世界範圍內愈來愈普遍，並且與顯著的發病率和死亡率相關。運動能力差是眾所周知的預後不良的危險因素。這主要與腿部肌肉質量的減少和腿部力量的喪失以及肌肉耐力的喪失有關。這對老年患者影響至大。利用「肌肉電刺激」（Electrical Muscle Stimulation, EMS）來改善充血性心力衰竭是一種合適的訓練方法，幾乎不會影響心臟。然而，大多數肌肉電刺激現有的刺激方案都不舒服且不方便用戶使用，尤其是對於老年患者。俄羅斯太空醫學在特定的肌肉電刺激刺激方案方面擁有多年經驗，即使在工作活動期間，宇航員也能很好的耐受數小時。因此，俄羅斯科學院（生物醫學問題實驗室）和 ARTORG 生物醫學工程研究中心建立了一個研究項目，研究新開發的肌肉電刺激程序對老年人的影響。

目的　試驗的目的是評估兩種類型的「肌肉電刺激」刺激（低強度「傳統刺激」與高強度「俄羅斯」刺激）與一組沒有肌肉電刺激的對照組相比，對照組是喪失代償後嚴重失調的老年患者。

方法學

這項前瞻性、隨機對照研究將使用市售的電子刺激器設備（GmbH 型號，德國漢堡）進行肌肉電刺激。而「俄羅斯」刺激，將使用專門開發的刺激器（Amplidin-EST No.5），為刺激脈衝頻率可調製式機器，以使刺激感覺更舒適。有監督的肌肉電刺激培訓將在 6 週內每週（工作日）進行 5 次，每次 30

分鐘，為期 6 週，從住院期間開始，然後在家中繼續進行。我們將在每組中包括 20 名患者（對照組 20 名，低強度"常規組"20 名，高強度「俄羅斯」組 20 名）。主要終點是該研究的最大攝氧量（峰值 VO2）和基線之間的 6 分鐘步行距離，和 6 週肌肉電刺激訓練後所有組（高強度、對比、低強度、對比、對照組）的差異。計畫隨訪期為 2 年。

潛在意義

患有充血性心力衰竭的嚴重失能患者的運動能力和生活質量較差，預期壽命較短。雖然通過藥物療法，改善心臟不良狀況和功能的可能性有限，通過運動訓練改善外周肌肉狀況的潛力仍然有限。在這些患者中，有氧訓練的成功率也很低。因此，肌肉電刺激訓練可能是改善老年患者腿部肌肉質量和功能的理想工具。因為充血性心力衰竭患者不能耐受大多數現有的充血性心力衰竭刺激方案。為此，我們開發了一種新的肌肉電刺激刺激方案。該應用程序幾乎是無痛的，在數小時內有很好的耐受性。我們希望這個特別為老年患者制定的訓練方案，可以改善他們的日常活動以及他們的生活質量。

（9）系統評價利用下肢電刺激來治療「外周動脈疾病」所導致的步行障礙

Pierre Jéhannin 等人，臨床研究中心，INSERM，法國，雷恩

血管醫學，25(4): 354-363 (2020)

摘要　下肢「外周動脈疾病」（Peripheral Artery Disease, PAD）會引起下肢缺血性疼痛，並導致行走障礙。電刺激已用於「外周動脈疾病」患者，但尚未有系統評價提出說明此項技術治療行走障礙的療效。我們在 Cochrane Central Register、PubMed、Embase 和 Web of Science 中進行了系統搜索，以確定側重於電刺激治療「外周動脈疾病」患者行走障礙的試驗，主要納入者為無痛步行距離和／或最大步行距離的研究。適當時，採用 Cochrane Collaboration 的偏倚風險評估工具，對符合條件的研究進行質量獨立評估。我們確定了有五項研究符合納入的條件，其中只有兩項是隨機對照研究，但試驗的異質性阻礙了我們使用 GRADE 系統和實施綜合分析。我們採納三種類型的電刺激：神經肌肉電刺激（n＝3）、經皮電刺激（n＝1）和功能性電刺激（n＝1）。

有兩項隨機對照研究值得採用，它們報告了神經肌肉電刺激類型的電刺激，可顯著性的改善最大步行距離的（分別為 +40 m/+34% 和 +39 m/+35%）。但由於符合條件的研究數量少、樣本量小以及存在偏倚風險，因此目前尚無法確定，利用電刺激治療來「外周動脈疾病」患者行走功能受損，是否有臨床適用症。未來的高質量研究需要客觀的定義電刺激對步行能力的影響。

關鍵詞　電刺激療法、間歇性跛行、肌肉功能、外周動脈疾病、隨機對照試驗、步行能力

（10）神經肌肉電刺激對心力衰竭患者的影響──綜述

Effects of neuromuscular electrical stimulation in patients with heart failure – review

Ploesteanu RL 等，臨床急診醫院，布加勒斯特，羅馬尼亞。

《醫學與生命》期刊，11 卷，第 2 期，第 107-118 頁（2018 年 4 月至 6 月）

 過去二十年進行的研究表明，下肢肌肉的「神經肌肉電刺激」可能是傳統運動的橋樑，或者是晚期慢性心力衰竭、不順從或對體能訓練無反應患者的替代方案。通過刺激骨骼肌的工作，神經肌肉電刺激增加了慢性心力衰竭患者的（心肺）功能能力、肌肉質量和耐力。已顯示神經肌肉電刺激對（心肺）功能能力、血管內皮功能、生活質量和需氧酶活性產生有益的影響。這種新的心力衰竭治療法的一個顯著好處是患者經事先指導後，可以在家中進行。

神經肌肉電刺激和心力衰竭

對於不能、不堅持或不願鍛煉的慢性心力衰竭患者來說，應用於腿部肌肉的神經肌肉電刺激提供了另一種訓練模式，這是一種有吸引力的選擇。神經肌肉電刺激包括在靜止狀態下重複、有節奏的刺激骨骼肌。使用位於大腿和小腿肌肉上的皮膚電極，其強度會導致可見的肌肉收縮。刺激器提供低頻（10-25Hz）的雙相電流，刺激幅度逐漸增加到 40-80 mA，最大程度可達到受試者的疼痛閾值。對那些無法在適當的刺激下參加傳統的有氧 / 或阻力訓練計畫的心衰竭患者，神經肌肉電刺激一直被證明對其（心肺）功能能力和骨骼肌適應產生積極的影響。先前的評論表明，與自行車測力機使用的傳統有氧運動訓練

野一色蒸熱電療法

相比，神經肌肉電刺激與 6 分鐘步行距離測試中產生了類似的改進，這是一種用於檢測功能能力的簡單測試。此外，之前的研究表明，阻力訓練提高了心力衰竭患者在 6 分鐘步行測試中的距離。

攝氧量峰值（峰值 VO2）被認為是衡量（心肺）功能能力的金標準。低於 12 mL/kg/min 的峰值 VO2 降低與心力衰竭患者的不良預後相關，而與其他危險因素無關。幾項研究表明，與具有平均運動能力的患者相比，（心肺）功能能力低的心力衰竭患者在經神經肌肉電刺激後，攝氧量峰值 VO2 有所改善。神經肌肉電刺激治療對心力衰竭患者的益處也出現在老年組（年齡 75±4 歲）。

結論 為了改善心力衰竭患者的不良預後，我們需要基於對心力衰竭病理生理學的認識重新制定新治療策略。神經肌肉電刺激療法在特定類型的晚期心力衰竭疾病人群中顯示出有益效果，這是醫生和患者最需要幫助的領域。在整個神經肌肉電刺激治療中調節氧化應激（Oxidative Stress）的方法可能有助於建立有效的心力衰竭治療策略。

關鍵詞 神經肌肉電刺激、心力衰竭、晚期心力衰竭、心臟康復、氧化應激

三、有關電刺激與熱休克效應發表在中國相關期刊的醫學報告

（1）熱休克蛋白與腎臟疾病

周生國綜述，黃松明，陳榮華審校

（南京醫科大學小兒腎臟病研究中心，江蘇南京 210029）

中圖分類號：Q51：文獻標識碼：A 文章編號：1001-3512（2003）01-0004-04

摘要　熱休克蛋白（HSP）是原核細胞和真核細胞產生的一組結構和功能上高度保守的蛋白質，協助其他蛋白質維持構象，參與蛋白質的變構、轉運及降解，抑制細胞凋亡，並參與免疫調節。在腎臟 HSP、不僅參與維持腎臟的生理狀態，更是在保護腎組織免受損傷、促進受損組織修復以及某些腎臟疾病的病理生理過程中發揮重要作用。

本文主要對 HSP 的分類、生物學功能及其在腎臟方面的研究狀況作一簡要綜述。

關鍵詞　熱休克蛋白質類、腎疾病

（2）電針對局灶性腦缺血大鼠熱休克蛋白 70 表達的影響

餘曉慧（湖北大學體育學院，湖北武漢 430062）

現代中西醫結合雜誌，*Modern Journal of Integrated Traditional Chinese and Western Medicine*, 2005 Jul, 14 (14)

目的　觀察電針對局灶性腦缺血大鼠熱休克蛋白 70（Hsp70）表達的影響。

方法　用免疫組化法檢測大鼠腦局灶性缺血 24h 後 Hsp70 表達，以及電針干預後 Hsp70 表達的變化。

結果　鼠局灶性腦缺血後 Hsp70 大量表達，電針可上調 Hsp70 的表達。

結論　電針能促進缺血後細胞凋亡相關基因 Hsp70 的表達，可能是其抗缺血性腦損傷的機制之一。

關鍵詞　電針、腦缺血、熱休克蛋白 70、大鼠

|||||||||||||||||||||||||||||||||||||||||||||||||||||||||||||||||||||||||||||||||||||||||||||||||||||||||||||||||||||||||||||||||

（3）運動訓練誘導大鼠心肌細胞熱休克蛋白 70 表達

胡亞哲、陳豔、扈詩興、梅淩、扈盛、任建生
華中師範大學體育學院（武漢 430070）

中國運動醫學雜誌 2009 年 9 月第 28 卷第 5 期, *Chinese Journal Sports of Medicine*, Sept. 2009, Vol. 28, No.5

目的 探討運動誘導心肌細胞 HSP70 表達的規律及其對心肌細胞的作用。

方法 20 隻雄性 SD 大鼠

分為 3 組

對照組不訓練；有氧訓練組大鼠不負重，每天訓練 75 分鐘；過度訓練組大鼠尾部負重（體重的 5%），每天訓練 180 分鐘。每週訓練 5 天，休息 2 天，共訓練 16 週。取心肌組織進行 HE 染色觀察和 HSP70 表達檢測。

結果 有氧訓練組大鼠心肌纖維較對照組增粗，結構清晰，肌纖維和細胞核大小勻稱，排列較對照組更為緊密整齊，染色均勻，未見異常改變。過度訓練組大鼠心肌細胞的體積明顯增大、混濁腫脹，肌纖維間隙增大，心肌纖維排列較對照組和有氧訓練組鬆散紊亂，細胞間界限模糊，有部分肌纖維斷裂，並在心肌細胞周圍可見大量紅細胞。過度訓練組 HSP70 表達明顯高於有氧訓練組及對照組。

結論 心肌形態結構在有氧訓練後發生適應性改變，心肌細胞 HSP70 表達增加；過度訓練後則發生病理性改變，心肌細胞 HSP70 表達較有氧訓練組亦顯著增加。

關鍵詞 過度訓練，熱休克蛋白 70，心肌細胞，病理變化

（4）熱休克蛋白 70 的表達與腎臟疾病及中醫「熱證」的關係

李小會，陝西中醫學院中醫臨床醫學院傷寒金匱教研室（陝西咸陽 712046）

四川中醫，2009 年 第 27 卷 第 7 期 *Journal of Sichuan of Traditional Chinese Medicine* 2009, Vol.27, No.7

 HSP70 是細胞內重要的保護蛋白，透過提高細胞對應激源的耐受性、分子伴侶作用、抗細胞凋亡、抗氧化、抗炎等多種機制保護生物細胞。其與腎臟疾病關係密切，並與中醫「熱證」具有明確的相關性。深入探討腎臟病病程中 HSP70 的變化及其與中醫熱證的關係，將對深化中醫證候現代化研究，在中西醫學科之間找到合理的切入點方面帶來新的思路。

（5）高溫環境下急性力竭運動對大鼠心肌 HSP70 及血漿心鈉素的影響

李愛萍、崔書強、徐金成、高頎、趙傑修。北京體育大學（北京 100084）
國家體育總局體育科學研究所
中國運動醫學雜誌 2010 年 3 月第 29 卷第 2 期 Chinese Journal of Sports Medicine, March 2010, Vol. 29, No.2

摘要 探討高溫環境下急性力竭運動對大鼠心肌組織 HSP70 及血漿心鈉素（ANP）的影響。

方法 雄性 SD 大鼠 48 隻，隨機分為安靜對照組（C）、運動後即刻組（E）、高溫暴露 1 小時組（H）、高溫運動後即刻組（HE）、運動後 24 小時恢復組（E'）和高溫運動後 24 小時恢復組（HE'）6 組，每組 8 隻。E、HE、E'、H' 組均進行一次性力竭跑台運動。H 組在周圍環境溫度 33℃、相對濕度 50% 的環境中高溫暴露 1 小時。C、E、HE、H 組在力竭運動後即刻宰殺，HE'、E' 組分別在高溫及常溫下運動後均在溫度 23℃、相對濕度 50% 的常溫環境下恢復 24 小時後宰殺。測試大鼠心肌組織 HSP70 及血漿 ANP、血清 CK-MB 水準。

結果 （1）E 組和 E' 組 HSP70 表達量較 C 組顯著升高（P < 0.05，P < 0.01），HE' 組顯著高於 H 組及 E' 組（P < 0.01）。H 組顯著高於 C 組（P < 0.01）。（2）E 組 ANP 和 CK-MB 水準顯著高於 C 組（P < 0.01），HE 組顯著高於 H 組（P < 0.05）；E' 組和 HE' 組分別顯著低於 E 組和 HE 組（P < 0.01）。

結論 高溫和運動均會誘導心肌 HSP70 高表達且 24 小時後表達最高，高溫環境增強了力竭運動引起的 HSP70 的高表達，這可能會對高溫及運動後造成的心肌損傷有一定的修復作用。

（6）超重肥胖與二型糖尿病患者血清熱休克蛋白 70 水準及其相關因素分析

袁璐、郭琳、蘭潔、馬建華。南京醫科大學附屬南京醫院（南京市第一醫院）內分泌科。

中國糖尿病雜誌 2014 年 2 月第 22 卷第 2 期 *Chin J Diabetes*, February 2014, Vo1. 22, No.2

目的 探討熱休克蛋白 70（HSP70）在 T2DM（二型糖尿病）及肥胖發生發展中的可能作用。

方法 選取 T2DM 組 71 名和糖調節正常（NGR）組 63 名，根據 BMI 分為超重／肥胖（OW/OB）及體重正常（NW）亞組，檢測各亞組 SBP、DBP、WC、FPG、2hPG、FIns 和 HSP70 等指標，計算 BMI、WHR、體內脂肪含量（BF％）和胰島素抵抗指數（HOMA-IR）。

結果 第二型糖尿病組血清熱休克蛋白 70 水準低於糖調節正常組；（545.89±165.27）v.s.（666.69±251.73）pg/ml，$P < 0.01$ ＝。OW/OB 組血清 HSP70 水準低於 NW 組〔（544.72±147.39）v.s.（658.75±258.56）pg/ml，$P < 0.01$〕。血清 HSP70 水準與 BMI、SBP、DBP、WC、FPG、2hPG、BF％ 和 HOMA-IR 均呈負相關（$r =$ -0.403、-0.301、-0.328、-0.327、-0.256、-0.259、-0.349、-0.244，P 均< 0.01）。BMI、FPG 是血清 HSP70 水準的獨立相關因素。

結論 肥胖及新診斷 T2DM 患者血清 HSP70 水準降低，與 FPG、BMI 獨立相關。

（7）運動應激狀態下的心肌熱休克蛋白表達

萬莉莉、胡明華、史紹蓉、吳長初（1長沙醫學院基礎醫學院，湖南省長沙市 410219；2 湖南師範大學，湖南省長沙市 410012）

中國組織工程研究第 18 卷第 38 期 2014-09-10 出版
Chinese Journal of Tissue Engineering Research, September 10, 2014
Vol.18, No. 38

背景 熱休克蛋白因其具有特殊的生物學特性，在運動應激下探討此類蛋白質在心肌的表達情況具有重要的研究價值。

目的 瞭解國內外有關運動應激狀態下心肌熱休克蛋白表達的研究情況，對不同運動應激下心肌熱休克蛋白的表達特點及意義進行分析。

方法 以「heat shock protein; myocardium; exercise stress」為英文檢索詞，以「熱休克蛋白，心肌，運動應激」為中文檢索詞，檢索 1991 年 1 月至 2014 年 1 月檢索 PubMed 資料庫及萬方資料庫與熱休克蛋白的產生、分類及功能有關、與運動應激下心肌熱休克蛋白的表達相關、與運動應激下心肌熱休克蛋白表達的機制相關及運動應激下心肌熱休克蛋白表達的意義相關的文獻。最終選擇 48 篇進行歸納總結。

結果與結論

熱休克蛋白具有免疫協同作用。研究報導，運動訓練能引起心肌熱休克蛋白的表達。急性運動應激能使機體發生許多的生理、生化變化，心肌熱休克蛋白會做出相對應的表達，對心肌細胞進行保護。低強度運動能夠誘導增加熱休克蛋白 72 基因的表達，抑制心肌細胞凋亡。大強度運動減少了熱休克蛋白 72 基因的表達，不能有效抑制心肌細胞凋亡，不利於心肌的保護作用。中等運動強度下，熱休克蛋白在不同運動時間的表達情

野一色蒸熱電療法

況存在異議。運動誘導熱休克蛋白表達對運動所致損傷的防護是有可能的，適量的運動活動在增強心肌功能、預防心肌在各種應激情況下的損傷具有重要作用。

關鍵詞　組織構建，組織工程，熱休克蛋白，運動醫學，心肌，運動應激

吳燕、王琦、周碧君、石平、黃德江、程振濤

1. 貴州大學動物科學學院，貴州貴陽 550025；2. 高峰鎮農業服務中心，貴州貴安 561108。

動物醫學進展，2015，36 (8)：82 - 85, *Progress in Veterinary Medicine*

摘要　熱休克蛋白是生物細胞受到應激原刺激後產生的一類細胞伴侶蛋白，其包括了大分子量 HSP 家族、HSP90 家族、HSP70 家族、HSP60 家族、小分子量 HSP 家族和泛素等。其在淋巴細胞和巨噬細胞的活化、抗原經典呈遞和交叉呈遞途徑以及作為佐劑增強抗原的免疫原性，調節機體的免疫應答水準方面發揮了重要作用。在疫苗研究中，熱休克蛋白作為免疫佐劑已被證實具有重要的調節作用。論文就熱休克蛋白的分類、熱休克蛋白作為分子伴侶及其在抗原遞呈和誘導免疫應答方面的作用研究進展進行綜述，為熱休克蛋白的進一步研究提供參考。

野一色蒸熱電療法

（9）熱休克蛋白 70 對神經炎症的調節作用

余文雯、鮑秀琦、孫華、張丹

（中國醫學科學院、北京協和醫學院藥物研究所，天然藥物活性物質與功能國家重點實驗室，北京 100050）

藥學學報 *Acta Pharmaceutica Sinica,* 2015, 50 (8): 945 - 950

摘要　神經退行性疾病是由神經元進行性丟失而引起的神經系統功能障礙。儘管該類疾病的發病機制尚不清楚，但近期的研究表明膠質細胞啟動介導的神經炎症在神經退行性疾病發病中起著重要的作用。熱休克蛋白 70（Heat Shock Protein 70, HSP70）是細胞內重要的分子伴侶，對細胞內蛋白質進行品質調控。近年來研究表明 HSP70 也參與炎症的調控。中樞神經系統通過表達 HSP70 可有效地抑制多種因素導致的膠質細胞啟動引起的炎症反應、保護神經元和改善神經系統功能障礙。因此，研究 HSP70 對神經炎症的抑制作用對尋找有效的治療神經退行性疾病的藥物具有重要意義。

結論　本文主要綜述 HSP70，對神經炎症的調節作用和以 HSP70 為靶點治療神經退行性疾病的作用。

（10）熱休克蛋白 70 與二型糖尿病及其併發症相關性研究進展

易宣孜、劉奕歡、付林堯、熊清、金醒昉
（昆明醫科大學附屬延安醫院，昆明 650000）

山東醫藥 2017 年第 57 卷第 13 期

摘要　熱休克蛋白 70（HSP70）參與免疫反應，具有抗細胞凋亡、抗氧化功能，而且可以提高細胞的應激耐受性，保護細胞在應激狀態時免遭損害。第二型糖尿病（T2DM）發病機制主要包括胰島 β 細胞進行性功能衰竭和胰島素抵抗，與 HSP70 的濃度密切相關。T2DM 患者血清 HSP70 升高，細胞內外的 HSP70 含量及 HSP70 的基因多態性均與 T2DM 密切相關。多種內在及外界因素，如性別、種族、PM2.5、不對稱二甲基精胺酸、瘦素等均可通過 HSP70 影響 T2D 的發生發展。研究表明，HSP70 與糖尿病併發症如腎臟病變、眼病變、神經病變、心血管病變的發生、發展也密切相關。

（11）缺血性心臟病電刺激研究進展

趙穎等，哈爾濱醫科大學基礎醫學院病理生理學系，哈爾濱，中國
心血管醫學前沿，8: 1-11（2021 年 11 月 3 日）

摘要　缺血性心臟病（Ischemic Heart Disease, IHD）是全球範圍內相當大的健康負擔，死亡率和發病率都很高。IHD 的治療主要集中在減少氧需求或增加心肌氧供應，包括藥物治療、介入治療和手術治療，但也存在一定的局限性。因此，尋找一種簡單、有效、經濟的治療方法非常重要。電刺激（Electrical Stimulation, ES）作為非侵入性和安全的物理療法，在 IHD 的治療中具有廣闊的應用前景。目前的研究表明電刺激，可通過促進血管生成、調節自噬和凋亡、抑制 IHD 的發生和發展、炎症反應和氧化應激來產生作用。本文主要就電刺激的機制和電刺激治療 IHD 的現狀進行綜述，並簡要介紹電刺激在臨床應用中的表現形式。

關鍵詞　電刺激、　缺血性心臟病、血管生成、細胞凋亡、自噬、炎症、氧化應激

四、有關電刺激在臺灣期刊的醫學報告

對心力衰竭患者施以腿部「功能性電刺激」的有效性：隨機對照試驗的系統評價和綜合分

Hsun-Yi Wang 等，臺北醫科大學，醫學院，臺北，臺灣

臨床康復，36(3): 303-316（2021 年 12 月 9 日）

目的 探討在腿部進行「功能性電刺激」對心力衰竭患者的有效性

方法 截至 2021 年 8 月 12 日，從 PubMed、Cochrane 圖書館和 Embase 數據庫中獲得數據。我們納入了評估功能性電刺激對心力衰竭患者腿部的影響的隨機對照試驗，即心肺功能、肌肉力量和生活質量。

結果 1. 我們的文章一共納入 14 項隨機對照試驗（包括 518 名患者）。

2. 匯總估計表明，功能性電刺激能顯著改善峰值耗氧量（峰值 VO2；標準化平均差為 0.33，95% 置信區間為 0.07 至 0.59，八項隨機對照試驗，n ＝ 321）。6 分鐘步行距離（均差異為 48.03 公尺，95% 置信區間為 28.50 至 67.57 公尺，10 項隨機對照試驗，n ＝ 380）。明尼蘇達州心力衰竭問卷生活質量評分（均差為負 8.23，95% 置信區間為負 12.64 到負 3.83，九項隨機對照試驗，n ＝ 383）

3. 功能性電刺激組下肢肌力與對照組比較，無明顯改善（標準化均數差為 0.26，95% 置信區間負 0.18 到正 0.71，5 項隨機對照試驗，n ＝ 18）。

4. 此外，亞組分析顯示，對心力衰竭和射血分數保留的心力衰竭亞組，功能性電刺激皆能顯著改善心力衰竭患者的峰值

野一色蒸熱電療法

VO2 和 6 分鐘步行距離。明尼蘇達生活質量問卷調查也顯示得到改善。

結論　功能性電刺激可有效改善心力衰竭患者的心肺功能和生活質量。然而，並未能顯著提高腿部的肌肉力量。

註：射血分數（Ejection Fraction, EF）是一個心臟功能生理學術語，用以測量每次心搏的輸出量（等於舒張末期容積－收縮末期容積），指每次心博輸出量占心室舒張末期容積的百分比，可分為左心室射血分數（Left Ventricular Ejection Fraction, LVEF）和右心室射血分數（Right Ventricular Ejection Fraction, RVEF）。心力衰竭患者的射血分數偏低。

台灣讀者使用心得分享

　　離開公職十八個年頭，平日還是維持適度的運動，到溪頭爬山或打高爾夫球，但是三高在維持用藥情形，還是甩不掉。

　　在偶然機會接觸到非藥物、非侵入性的治療機「日騰溫熱式低週波治療機」，抱著姑且一試的心情，起初是用來治療腰部痠痛及肌肉痠痛，經自身使用後，確實能促進血液循環而得到顯著的改善。

　　經進一步了解該治療機，也可以使第二型糖尿病、高血壓及腎臟的功能獲得改善，因此每天若有空，就會做一小時的治療。幾年來，在這部治療機的輔助下，的確讓我的血壓、血糖得到改善，並且腎臟功能指數也維持不再惡化，這是意想不到的結果。

　　依「野一色蒸熱電療法」原理製造之日騰治療機，能提升身體的代謝功能。我誠懇的推薦給有需要的人來使用，會讓你有意想不到的驚奇。

——林瑞欣　先生
臺中市衛生局前局長

　　由於生活規律，作息恆常，晚上九點就寢，清晨四點左右起床，盥洗後，固定做一小時治療機之運作，隨後做甩手等舒展筋骨之活動。早餐後自行開車到公司主持會議，雖然疫情肆虐，全球陷入恐慌，但公司一切運作順暢。

　　個人雖已屆耄耋之齡，但仍耳聰目明，行動自如，腰肩挺

直，定期之健康檢查，幾無赤字出現。三年多來使用依日本「野一色蒸熱電療法」原理製造之日騰治療機，確實能促進血液和淋巴循環，加速排除體內老化廢物，幫助營養吸收，從而增強人體自癒能力，所以它是現代與自然養生的完美結合，值得信賴之優良產品。

——王恩泉　先生

大裕生技興業有限公司　董事長

1. 早晨起來發現過往有掉髮的問題，使用後發現掉髮情形改善了。

2. 原來夜尿很多次，使用一個月後，情況就改善了很多，從四次改變成一次，睡眠品質變得更好。

3. 使用一段時間後，平衡感改善，走路更有力氣、更穩了。

4. 使用後睡眠品質變得很好，睡得很熟，完全沒有失眠的困擾。

5. 使用後覺得記憶力增強了，我已經七十幾歲了，頭腦思緒還很清楚。

6. 原本有心律不整，長期吃藥控制，經過這幾年長期使用後，心律恢復正常值，已經不用吃藥。

持續使用三年了，身體健康改善很多，我會繼續每天使用。

——陳秋源　愛用者

　　我被醫師診斷「大動脈腫瘤」，是因為血壓高而發生的，醫生告知情況十分危險，需要馬上住院治療。在住院期間使用了治療機，醫師嘖嘖稱奇的說，我康復得很快。經過這次住院，發現身體健康真的很重要，出院後我一定會每天用治療機。

——伊賀先生

年輕時務農，腳關節退化。使用後，腳漸漸恢復力氣，現在爬樓梯不會喘，也常常跟兒子去爬山，還有視力也變好了，看東西更清楚；兒子有鼻子過敏，只要空氣不好就會流鼻水，有吃藥有效，沒吃藥又復發。使用後，兒子鼻子過敏好了，也都沒有再復發。現在女兒、兒子、媳婦、連女兒的婆婆都一人一臺，不用再搶著使用了。

——洪媽媽（九十一歲）

這臺治療機對我來說效果很好，工作有空閒的時間我也會做，神清氣爽！初次使用治療機，連續做了三個晚上，身體就有很好的改變，例如：

1. 早上起來變得很有精神。

2. 排便非常順暢。

3. 一整天注意力非常集中。

4. 肌肉不痠痛，身體變得有力量。

5. 食慾變好了，食物都變美味了。

6. 睡眠品質變好了，能一覺到天亮。

又使用了三個星期，我發現都沒有肌肉疼和身體無力了。我覺得自律神經調節得很好，人比較有精神，大腦思緒很集中，最近在背《道德經》、《孝經》、《論語》都很快，感覺返老還童，記憶力變好了，哈哈！做治療機最大的改變，就是全身疼的症狀好轉好多。最近幾年，我可能也是更年期前期，每個月週期性全身疼，那個感覺無法用語言表達，就是疼，哪裡都疼，精神不集中，用了治療機後，改善好多好多，非常的感恩！

——于小姐

剛開始使用治療機時，我連續做了三天，狀態都很好，精神好很多，最主要全身不疼了。這一兩年，平常嗓子、耳朵、鼻子就像冒火一樣！我的這種疼不知道是神經疼還是肌肉疼，總之難受時候都懶得說話，什麼也不想做。連續用三天就不疼了，身體有力氣了，好像疼痛不見了，身體輕鬆了許多，胸悶也好了許多。這種變化讓我覺得驚奇，也對治療機更有信心。身體輕鬆，心情也跟著輕鬆愉快，處理事情也變得正向很多。

我再堅持一日使用兩次，如果愈來愈好，那我就更有信心了，希望更多有緣人知道它。我都會在睡前使用治療機，晚上睡得好，第二天起得早，精神就好，思路清晰。感謝所有研究開發的前輩們，為眾生離苦得樂的慈悲奉獻的精神。

——陳小姐（六十二歲）

用了不到一個月，朋友都說我皮膚變亮，氣色變好了。最開心的是我變瘦了，感覺身體的代謝變得跟年輕時候一樣，使用治療機之後，聽到大家的稱讚，讓我更有自信了。

——柯小姐（五十歲）

我本來眼睛旁的神經就有問題，也有持續去做針灸調理，做了治療機有更明顯的改善。

做治療機的第一天，右臉接近眼睛周圍有抽動的反應，隔天眼睛皮膚腫了起來，腫得很嚴重，我知道使用治療機會先幫我改善身體有問題的地方，所以我仍然持續做，第二次之後就沒有抽動了，我又持續做了兩天左右，眼睛就消腫。

我本身有糖尿病，做了之後指數也降低了。現在我一定每天

做，出國時也會帶出國，隨時都要做好身體保養。　　——莊先生

　　原本使用治療機一次後就不再使用了，因為女兒更年期有大量的出血，使用了治療機後竟然就止血了，女兒覺得非常驚奇！後來女兒一直交代我，請我一定要做治療機，對身體真的很有幫助。聽了女兒的話，我開始每天持續的使用，沒想到血壓值有下降，連醫師都覺得很神奇，因為我有長期在服用降高血壓的藥，也因血壓下降所以我停藥了。因為女兒的再三叮嚀，讓我身體變得更健康了，我現在每天一定都會做治療機。

　　　　　　　　　　　　　　　　　　　　　　　——王夫人

　　我的腰椎很容易疲痛，我發現在清晨起床時，使用治療機的效果最好，除了全身放鬆，一整天精神都超級好。

　　　　　　　　　　　　　　　　　　　　　　　——王小姐

　　使用後精神心情都變好，身體輕鬆的感覺使人上癮，我每天一定要做兩次治療機（早、晚）。

1. 腸胃蠕動變好（在使用治療機療程快結束時，會聽到腸胃蠕動的聲音）。
2. 胃口變好了。
3. 容易入睡、睡眠品質變好（約晚上十一點就寢）。
4. 原本血壓有偏高，二到三天會吃一次藥，用了治療機後都不吃藥了，血壓維持在正常範圍內，我也請我家人一起來使用治療機。（家族有高血壓病史，有三個兄弟中風）

　　　　　　　　　　　　　　　　　　——游先生（六十八歲）

我一直有鼻涕倒流的狀況，使用一個星期就改善了，而且感冒次數變少，才使用治療機半年，感覺免疫力提升了不少。

——李先生

目前使用治療機約一個月，剛使用的幾天有出現耳鳴，知道是好轉反應，持續再使用就正常了。

1. 每個月最困擾就是經痛，這次經期沒有任何不適，令人非常的開心。
2. 長期有偏頭痛問題，也完全改善，真的太棒了。
3. 朋友都說我的臉變亮，且氣色變好了。

——吳小姐（四十九歲）

哥哥原本領有重聽殘障手冊，在使用了治療機一年多之後，申請換發殘障手冊時，經醫院鑑定，發現聽力變好了，不符合重聽標準，已不能申請殘障手冊；還有，原本腳上有明顯的老人斑，使用了治療機之後，斑點完全淡化了，哥哥非常開心且感謝這樣的緣分及福分，血液循環變好了，身體的不適及病症都有了改善與治療。

之後又使用了五個月，手上的老人斑點淡化，幾乎看不到了，感覺到身體變健康，看起來更年輕了，非常的開心！

——李先生

使用了治療機一段時間，發現本來手上有明顯的老人斑，現在淡化到幾乎不見了，太驚喜了，家人都說我變年輕了。原本覺得吃東西味道都一樣，愈來愈分辨不出食物的味道，也愈吃愈

少，現在胃口增加了，食物變得很有滋味，反而變挑嘴了，能品嚐出食物的美味，每餐我都吃得津津有味！　　　　　　　——陳先生

我有嚴重的鼻子過敏，長期靠藥物控制，每天一定要吃藥，不然就會鼻塞，後來有靠醋飲調整體質，所以有減半過敏的藥量。現在開始使用治療機，也想感受他的神奇，所以把過敏藥停了。才使用了五天，每天鼻子都很通暢，終於可以不用靠藥物呼吸到空氣，很神奇也很開心，我會持續使用，相信身體會愈來愈好。
　　　　　　　　　　　　　　　　　　　　　　　　——廖先生

因為工作的關係，我長期有腰痛的困擾，工作時間一定要使用護腰帶，晚上睡覺也睡不好，怎麼躺腰都很痛，早上起床腰痛到爬不起來，又要工作，真的很痛苦。
使用治療機後，腰痛情形改善很多，我每天晚上一定會做一次，隔天上班更有力氣，努力工作賺錢之外，更要照顧好自己的身體。
　　　　　　　　　　　　　　　　　　　　　　　　——陳先生

使用治療機後，我的高血壓馬上下降了，好神奇！目前血壓值正常 126/80，我會持續使用，期待身體的變化、改善。
　　　　　　　　　　　　　　　　　　　　　　　　——張先生

我才使用三天血壓就下降了，好驚奇，好開心，我會再持續使用治療機。
　　　　　　　　　　　　　　　　　　　　　　　　——錢先生

野一色蒸熱電療法

國家圖書館出版品預行編目資料

野一色蒸熱電療法：60分鐘激活細胞自我修復功能／平石師
祿著；土井瞳譯。——二版。——臺中市：晨星出版有限公司，
2022.05
　　面；公分。——（健康百科；39）

　　ISBN 978-626-320-130-9（平裝）

　　1. 電療法　2. 熱療法

418.9324　　　　　　　　　　　　　　　　　　　111005671

健康百科 39

【最新修訂版】

野一色蒸熱電療法
—— 60分鐘激活細胞自我修復功能

可至線上填回函！

作者	平石　師祿
譯者	土井　瞳
主編	莊雅琦
編輯	洪　絹
校對	洪　絹、陳金柏、莊雅琦
網路編輯	邱韻臻
封面設計	王大可
美術編排	林姿秀

創辦人	陳銘民
發行所	晨星出版有限公司
	407台中市西屯區工業30路1號1樓
	TEL：04-23595820　FAX：04-23550581
	E-mail：service-taipei@morningstar.com.tw
	http://star.morningstar.com.tw
	行政院新聞局局版台業字第2500號
法律顧問	陳思成律師
初版	西元2022年05月23日

讀者服務專線	TEL：02-23672044／04-23595819#230
讀者傳真專線	FAX：02-23635741／04-23595493
讀者專用信箱	service@morningstar.com.tw
網路書店	http://www.morningstar.com.tw
郵政劃撥	15060393（知己圖書股份有限公司）
印刷	上好印刷股份有限公司

定價 380 元
ISBN　978-626-320-130-9